Maimonides *On the Elucidation of Some Symptoms and the Response to Them* (Formerly Known as *On the Causes of Symptoms*)

The Medical Works of Moses Maimonides

Series Editor

Gerrit Bos (*Cologne*)

VOLUME 13

This series, now published by Brill, used to be part of the

Middle Eastern Texts Initiative

Founding Editor

Daniel C. Peterson

Director

D. Morgan Davis

∴

The Medical Works of Moses Maimonides

Academic Board

Gerrit Bos (*University of Cologne*), *general editor*
Lawrence I. Conrad (*University of Hamburg*)
Alfred I. Ivry (*New York University*)
Y. Tzvi Langermann (*Bar Ilan University, Israel*)
Michael R. McVaugh (*University of North Carolina, Chapel Hill*)

∴

NEAL A. MAXWELL INSTITUTE
FOR RELIGIOUS SCHOLARSHIP
BRIGHAM YOUNG UNIVERSITY

Maimonides
On the Elucidation of Some Symptoms and the Response to Them (Formerly Known as *On the Causes of Symptoms*)

*A New Parallel Arabic-English Edition and Translation,
with Critical Editions of the Medieval
Hebrew Translations*

By

Gerrit Bos

BRILL

LEIDEN | BOSTON

Cover illustration: MS Paris, BN, héb. 1103, fol. 45ᵛ, the beginning of Maimonides' *Talkhīṣ K. Ḥīlat al-burʾ* (*Summary of Galen's "De Methodo Medendi"*). The illumination hails from the workshop of Ferrer and Arnau Bassa in Barcelona. Cf. M. Garel, *D'une main forte: Manuscrits hébreux des collections françaises*, Paris 1991, no. 48. The cover design is a copy of the original design by Brigham Young University Press.

The Library of Congress Cataloging-in-Publication Data is available online at http://catalog.loc.gov
LC record available at http://lccn.loc.gov/2019015052

Typeface for the Latin, Greek, and Cyrillic scripts: "Brill". See and download: brill.com/brill-typeface.

ISSN 2589-6946
ISBN 978-90-04-39845-0 (hardback)
ISBN 978-90-04-39880-1 (e-book)

This book is printed on acid-free paper and produced in a sustainable manner.

Contents

Contents

Preface

I am very pleased to offer to the reader this edition and translation of Maimonides' *On the Elucidation of Some Symptoms and the Response to Them* (formerly called *On the Causes of Symptoms*). This consilium, commonly known as *De causis accidentium* following the Latin translation by John de Capua, was, just like the first consilium entitled *On the Regimen of Health*, composed by Maimonides at the request of al-Malik al-Afḍal Nūr al-Dīn ʿAlī, Saladin's eldest son. Possibly because al-Afḍal had not adopted the lifestyle and diet recommended by Maimonides in his first consilium, he continued to suffer from a number of afflictions, amongst them hemorrhoids, depression, constipation, and, possibly, a heart condition. It was probably written not long before the year 1204, in which Maimonides died, and after the year 1200 in which al-Afḍal was deposed from the regency and banished from Egypt permanently. Contrary to *On the Regimen of Health*, this second consilium did not enjoy great popularity in Jewish circles, as we only have one Arabic manuscript written in Hebrew characters, namely, MS Paris, BN, héb. 1202, one anonymous Hebrew translation, which only survives in MS Jerusalem, National and University Library, Heb. 803941, and another anonymous translation, only surviving in fragments in MS Berlin, Staatsbibliothek, Or. qu. 836. Already in the fifteenth century, the text seems to have been exceedingly rare and sunk into oblivion.

The Arabic text of this consilium has been edited in the past by Hermann Kroner on the basis of two Arabic manuscripts, namely MS Oxford, Bodleian, Poc. 313 (in Arabic letters) and MS Oxford, Bodleian, Poc. 280 (in Hebrew letters). However, his edition suffers from mistakes and incorrect readings, which can be partly explained from the defective state of MS Oxford, Bodleian, Poc. 313, which was the only complete manuscript he had access to and was thus used by him for establishing the basic text. Kroner's edition has been reproduced by Martin Plessner in the Leibowitz and Marcus edition of *On the Causes of Symptoms*, with a few corrections of the corrupt basic text. This "edition" is thus still based on the corrupt MS Oxford, Bodleian, Poc. 313, although Plessner recognised the need for a complete revision and revised critical apparatus. The anonymous Hebrew translation, MS Jerusalem, National and University Library, Heb. 803941, has been reproduced by Leibowitz and Marcus in a facsimile edition, whereby only some of the numerous corruptions and mistakes have been corrected in the critical apparatus. The second fragmentary anonymous Hebrew translation, MS Berlin, Or. qu 836, was edited by Kroner as part of his edition of the Arabic text, but suffers from several editorial mistakes. Bar-Sela, Hoff and Faris provided a new English translation on the basis of the Arabic text under consultation of the Hebrew and Latin translation. As this translation is in general accurate and only suffers from occasional mistakes, I have consulted it extensively for my own translation, for which opportunity I am very grateful. This new edition is part of an ongoing project to critically edit Maimonides' medical works that have not been edited at all or have been edited in unreliable editions. The project started in 1995 at the University College London, with the support of the Wellcome Trust, and was continued at the University of Cologne with the support of the Deutsche Forschungsgemeinschaft. It resulted in the publication of critical editions of Maimonides' *On Asthma* (2 vols.), *Medical Aphorisms* (5 vols.), *On Poisons and the Protection against Lethal Drugs, On Hemorrhoids, On Rules Regarding the Practical Part of the Medical Art, On Coitus*, and *On the Regimen of Health.* The first ten volumes in the series were published by the Middle Eastern Texts Initiative at Brigham Young's Neal A. Maxwell Institute for Religious Scholarship. From *On Coitus* on, the publication is continued by E.J. Brill, Leiden. I thank Felix Hedderich and Fabian Käs for their great help in checking the proofs.

Introduction

1 Biography

Moses Maimonides, known by his Arab name Abū ʿImrān Mūsā ibn ʿUbayd Allāh ibn Maymūn, and his Jewish name, Moshe ben Maimon, was not only one of the greatest Jewish philosophers and experts in Jewish law (*halakhah*),[1] but an eminent physician as well. Born in Córdoba in 1138,[2] he was forced to leave his native city at age thirteen because of persecutions by the fanatical Muslim regime known as the Almohads and the policy of religious intolerance adopted by them.[3] After a sojourn of about twelve years in southern Spain, the family moved to Fez in the Maghreb. Some years later—probably around 1165—they moved again because of the persecutions of the Jews in the Maghreb, this time going to Palestine. After staying there for some months, the family moved on to Egypt and settled in Fusṭāṭ, the ancient part of Cairo.

It was in Cairo that Maimonides started to practice and teach medicine as well as pursue his commercial activities in the India trade.[4] He became physi-

1 For Maimonides' biographical data, see art. "Ibn Maymūn," in *E.I.*², vol. 3, pp. 876–878 (Vajda), art. "Maimonides, Moses," in *Encyclopaedia Judaica*, vol. 11, cols. 754–764 (Rabinowitz); Lewis, "Maimonides, Lionheart and Saladin," pp. 70–75; Goitein, "Ḥayyei ha-Rambam," pp. 29–42; idem, "Moses Maimonides, Man of Action," pp. 155–167; Shailat, ed., in Maimonides, *Iggerot ha-Rambam*, vol. 1, pp. 19–21; Cohen, "Maimonides' Egypt," pp. 21–34; Ben-Sasson, "Maimonides in Egypt," pp. 3–30; Levinger, "Was Maimonides 'Rais al-Yahud' in Egypt?," pp. 83–93; Davidson, "Maimonides' Putative Position," pp. 115–128; Kraemer, "Life of Moses ben Maimon," pp. 413–428; idem, "Maimonides' Intellectual Milieu in Cairo," pp. 1–37; for a fundamental discussion of all the available data concerning Maimonides' biography, see now: Davidson, *Moses Maimonides*, pp. 3–74, and Kraemer, *Maimonides*. For Maimonides' training and activity as a physician, see Bos, ed. and trans., introduction to Maimonides, *On Asthma*, vol. 1, pp. xxv–xxx, and idem, "Maimonides' Medical Works."

2 While traditionally his date of birth is set at 1135, Maimonides himself wrote in 1168, in the colophon to his *Commentary on the Mishnah*, that he was then in Egypt and thirty years old; Goitein, "Moses Maimonides, Man of Action", p. 155, argued on the basis of this, that the actual year of his birth should be put at 1138; see also Leibowitz, "Maimonides: Der Mann und sein Werk", pp. 75–76.

3 Following Graetz, *Geschichte der Juden*, vol. 7, p. 265, it is generally assumed that the family left Cordoba in the year 1148, when the city was conquered by the Almohads. Accordingly, Maimonides was ten.

4 Goitein, "Moses Maimonides, Man of Action", p. 163, has shown that Maimonides was already involved in this trade before his younger brother David perished in a shipwreck in 1169, and that he still had a hand in it in 1191 when he was practising as a physician.

 | DOI:10.1163/9789004398801_002

cian to al-Qāḍī al-Fāḍil, the famous counsellor and secretary to Saladin.[5] Later,
he became court physician of al-Malik al-Afḍal, after the latter's ascension to
the throne in the winter of 1198/1199. It is generally assumed that Maimonides
died in 1204. The theory that for some years he served as *ra'īs*, or head, of the
Jewish community is disputed. While Davidson argues against it,[6] Friedman
argues in favour of it;[7] and according to Kraemer, Maimonides did serve as *ra'īs*
for the Jews for a short while during the transition of dynasties; after that, he
performed many of the functions of *ra'īs* without holding the title, as his oppo-
nents held the office.[8]

2   Medical Works

Maimonides was a prolific author in the field of medicine, composing ten works
considered as authentic.[9] These ten works consist of the following major com-
positions: 1. *Sharḥ fuṣūl Abuqrāṭ* (*Commentary on Hippocrates' Aphorisms*); 2.
K. al-sumūm wa-l-taḥarruz min al-adwiya al-qattāla (*On Poisons and the Pro-
tection against Lethal Drugs*); 3. *Fuṣūl Mūsā fī l-ṭibb* (*Medical Aphorisms*); 4.
Mukhtaṣarāt li-kutub Jālīnūs (*Compendia from the Works of Galen*). The follow-
ing treatises are considered minor works: 1. *K. fī l-jimā'* (*On Coitus*), probably
written in 1190 or 1191 at the request of an anonymous high ranking client; 2.
Fī tadbīr al-ṣiḥḥa (*On the Regimen of Health*), written at the request of al-Malik
al-Afḍal; 3. *Maqāla fī bayān ba'ḍ al-a'rāḍ wa-l-jawāb 'anhā* (*On the Elucidation
of Some Symptoms and the Response to Them*), written for the same al-Malik al-
Afḍal, when his condition did not improve; 4. *Sharḥ asmā' al-'uqqār* (*Commen-
tary on the Names of Drugs*); 5. *Risāla fī l-bawāsīr* (*On Hemorrhoids*); 6. *Maqāla
fī l-rabw* (*On Asthma*). In addition to these ten works featuring in the cur-

---

5   See art. "al-Ḳāḍī al-Fāḍil," in *E.I.*², vol. 4, pp. 376–377 (Brockelmann/Cahen).
6   See Davidson, "Maimonides' Putative Position".
7   See Friedman, "Ha-Rambam 'Ra'is al-Yahud' be-Miẓrayim."
8   I thank Joel Kraemer for this personal information.
9   For his medical works, see Meyerhof, "Medical Work of Maimonides", pp. 265–299; Frieden-
    wald, *Jews and Medicine*, vol. 1, pp. 200–216; Baron, *Social and Religious History of the Jews*,
    vol. 8, 259–262; Ullmann, *Medizin im Islam*, pp. 167–169; art. "Maimonides, Moses", in *Ency-
    clopaedia Judaica*, vol. 11, cols. 777–779 (Muntner); Avishur, ed., in Maimonides, *Shivḥei ha-
    Rambam*, pp. 33–36; Ackermann, "Moses Maimonides;" Bos, ed. and trans., introduction to
    Maimonides, *On Asthma*, vol. 1, pp. xxxi–xxxii; Davidson, *Moses Maimonides*, pp. 429–483;
    Langermann, "Œuvre médicale de Maïmonide," pp. 275–302. For a survey of editors and trans-
    lators of Maimonides' medical works, see Dienstag, "Translators and Editors," pp. 95–135; for
    Muntner's activity, see esp. pp. 116–121.

rent bio-bibliographical literature, Maimonides is the author of the *K. Qawānīn al-juzʾ al-ʿamalī min ṣināʿa al-ṭibb* (*On Rules Regarding the Practical Part of the Medical Art*).

3   *Maqāla fī bayān baʿḍ al-aʿrāḍ wa-l-jawāb ʿanhā* (*On the Elucidation of Some Symptoms and the Response to Them*)

This consilium was, like the first one (entitled *On the Regimen of Health*), composed by Maimonides at the request of al-Malik al-Afḍal, Saladin's eldest son. Possibly because al-Afḍal had not adopted the lifestyle and diet recommended by Maimonides in his first consilium, he continued to suffer from a number of afflictions, amongst them hemorrhoids, depression, constipation, and, possibly, a heart condition. Although we do not know the exact date of its composition, it was written after *On the Regimen of Health* as this last work is quoted several times, at a time when Maimonides was old and weak and thus unable to attend to al-Afḍal personally.[10] It is thus probable that it was written not long before the year 1204, when he died, and after 1200, when al-Afḍal was deposed from the regency and banished from Egypt permanently.[11] The original title of the work is unknown and actually it is doutbtful whether it had a title at all. The Arabic title *Maqāla fī bayān baʿḍ al-aʿrāḍ wa-l-jawāb ʿanhā* only features in MS Oxford, Bodleian, Hunt. 427, written in a later hand at the top of folio 80ᵇ, while at the top of fol. 1ᵃ, in the table of contents, a later hand has written: *Wa-lahū risāla fī bayān baʿḍ al-aʿrāḍ wa-jawābihā*. The anonymous Hebrew translation, MS Jerusalem, National and University Library, Heb. 803941, introduces the text as מאמר ההכרעה הידידיי אחר לרבי משה זצ״ל (*The Treatise of Decision*: Another work, offered in a spirit of friend-

---

10   Cf. Maimonides, *On the Elucidation of Some Symptoms and the Response to Them*, 47: "God—Who is exalted—is Witness and He is a sufficient Witness that it was the highest hope of this minor servant to attend to the service of his Master with his body and speech, not with paper and pen. However his fundamental bad temperament and weak natural constitution, even when he was young, how much more so in his old age, stood between him and many pleasures. With pleasures I mean nothing else but good deeds, the greatest and highest of which is to attend to the service of our Master."

11   According to Meyerhof, "Medical Work of Maimonides," p. 283, it was composed in the year 1200, shortly before al-Afḍal was deposed and four years before Maimonides' death; Bar-Sela/Hoff/Faris, eds. and trans., in Maimonides, "Two Treatises on the Regimen of Health," p. 8, conclude from the lack of references to royalty or any acknowledgment of al-Afḍal as king, as *On the Regimen of Health*, that it was written after the deposition of al-Afḍal, that is after 1199. Langermann, "Œuvre médicale de Maïmonide," p. 204, states that the work was completed in 1204.

ship, by Rabbi Moses, may the memory of the righteous be blessed). The same
title recurs in MS Berlin, Staatsbibliothek, Or. qu. 545, fol. 62ᵇ, at the end of *On
the Regimen of Health*: יבוא אחר זה המאמר ההכרעה שיש לי בספר אחר ... (this is
to be followed by the *Book of Decision*, which I have in another volume).[12] And
in MS Berlin, Staatsbibliothek, Or. qu. 836, which contains a small selection
from the treatise, the text is introduced with: תשובות הרמב״ם ז״ל גדולי התועלת על
שאלות פרטיות נשאלו ממנו מאת אחד המלכים להכריע בין דעות הרופאים שהיו נחלקים
בהם (Responses of Maimonides of great benefit to private questions posed to
him by a certain king, so that he should decide between conflicting opinions
of the physicians). In the Latin tradition, this consilium by Maimonides was
known as *De causis accidentium* following the translation by John de Capua,[13]
and it became generally known by this title and the corresponding English
translation *On the Causes of Symptoms*.[14]

Contrary to *On the Regimen of Health*, the first consilium composed by Mai-
monides for al-Afḍal, this second one did not enjoy great popularity in Jewish
circles, as we only have one Arabic manuscript written in Hebrew charac-
ters, namely Paris, BN, héb. 1202, one anonymous Hebrew translation, which
only survives in MS Jerusalem, National and University Library, Heb. 803941,
and another anonymous translation, only surviving in fragments in MS Berlin,
Staatsbibliothek, Or. qu. 836. As early as the fifteenth century, the text seems
to have been exceedingly rare and sunken into oblivion, as the scribe of the
fragmentary Hebrew manuscript exclaims: "See, this is all I found of the great
Rabbi, Rabbi Moses, of blessed memory: I looked for more but could not find
it." A possible reason for the obscurity of this consilium is that, unlike *On the
Regimen of Health*, it is not a general health guide intended for both the noble
patient as well as a more general public, for it is a letter which only addresses
the individual special complaints of al-Afḍal and the recommendations made
by other physicians for his treatment.

The Arabic text of this consilium has been edited in the past by Hermann
Kroner on the basis of two Arabic manuscripts, namely MS Oxford, Bodleian,
Poc. 313 (in Arabic letters) and MS Oxford, Bodleian, Poc. 280 (in Hebrew
letters).[15] However, his edition suffers from mistakes and incorrect readings,
which can be partly explained by the defective state of MS Oxford, Bodleian,

---

12   Cf. Steinschneider, *Verzeichniss der hebräischen Handschriften in Berlin*, no. 72.
13   See Bar-Sela/Hoff/Faris, eds. and trans., in Maimonides, "Two Treatises on the Regimen of
      Health," p. 11; Hasselhoff, *Dicit Rabbi Moyses*, p. 286.
14   On the captions of this work and Maimonides' other works, see Leibowitz/Marcus, eds.,
      in Maimonides, *On the Causes of Symptoms*, pp. 11–12.
15   See Maimonides, "Medicinischer Schwanengesang," ed. Kroner.

Poc. 313, which was the only complete manuscript he had access to and was thus used by him for establishing the basic text.[16] Kroner's edition has been reproduced by Martin Plessner in the Leibowitz and Marcus edition of *On the Causes of Symptoms*, with a few corrections of the corrupt basic text.[17] This "edition" is thus still based on the corrupt MS Oxford, Bodleian, Poc. 313, although Plessner recognised the need for a complete revision and revised critical apparatus.[18] The anonymous Hebrew translation, MS Jerusalem, National and University Library, Heb. 803941, has been reproduced by Leibowitz and Marcus in a facsimile edition, whereby only some of the numerous corruptions and mistakes have been corrected in the critical apparatus. The second fragmentary anonymous Hebrew translation, MS Berlin, Staatsbibliothek, Or. qu 836, was edited by Kroner as part of his edition of the Arabic text, but suffers from several editorial mistakes.[19]

Beside these editions of the Arabic and Hebrew text, Kroner provided a German translation of the same work. A new German translation was published by Süssman Muntner,[20] who also translated the work into Hebrew.[21] Muntner's Hebrew translation and the edition by Leibowitz and Marcus were the basis for the English translation produced by Rosner.[22] An English translation based on all the extant Arabic manuscripts and also consulting the anonymous Hebrew translation, MS Berlin, Staatsbibliothek, Or. qu 836, as well as the Latin translation was made by Bar-Sela, Hoff and Faris.[23] This translation has been reproduced by Leibowitz and Marcus. As this translation is generally accurate and only suffers from occasional mistakes and omissions, I have consulted it extensively for my own translation, for which opportunity I am very grateful.[24]

---

16   Faulty readings have been registered in the critical apparatus as "k".
17   Faulty readings have been registered in the critical apparatus as "l".
18   Plessner in Maimonides, *On the Causes of Symptoms*, eds. Leibowitz/Marcus, p. 155.
19   These mistakes have been mentioned in the critical apparatus of my edition of this text under the siglum "k".
20   Maimonides, *Regimen Sanitatis*, trans. Muntner.
21   Maimonides, Be'ur shemot ha-refu'ot: Teshuvot refu'iyot, trans. Muntner.
22   In Maimonides, *Three Treatises on Health*, trans. Rosner, pp. 117–162.
23   Maimonides, "Two Treatises on the Regimen of Health," eds. and trans. Bar-Sela/Hoff/Faris.
24   Significant different translations and corrections have been indicated as "bhf".

4   The Arabic Text of *On the Elucidation of Some Symptoms and the Response to Them*

The Arabic text is extant in the following manuscripts:

1.   Oxford, Bodleian, Hunt. 427, cat. Uri 608 (H); fols. 80ᵇ–91ᵇ; Arabic charac-
      ters; undated; copied by the scribe Abū al-Ḥasan al-Rifʿah (or al-Rafʿah)
      al-kātib. The manuscript was written in the second half of the fourteenth
      century. As stated above, the title *Maqāla fī bayān baʿḍ al-aʿrāḍ wa-l-
      jawāb ʿanhā* does not feature in the text itself, but was added in a later
      hand at the top of fol. 80ᵇ. According to a note at the end of fol. 91ᵇ,
      the text was collated by the scribe against the author's original. Next
      to this treatise by Maimonides, the manuscript contains his *Commen-
      tary on Hippocrates' Aphorisms* (fols. 1ᵃ–51ᵃ); *On Hemorrhoids* (fols. 51ᵇ–
      54ᵇ); *On Coitus* (fragmentary, fol. 61); *On the Regimen of Health* (fols. 62ᵃ–
      80ᵃ), and *On Poisons and the Protection against Lethal Drugs* (fols. 92ᵇ–
      106ᵇ).²⁵

2.   Oxford, Bodleian, Poc. 313, cat. Uri 555 (U); fols. 33ᵇ–52ᵇ; Arabic charac-
      ters; according to the epilogue, the manuscript was copied in 1340 by the
      scribe Muḥammad ibn ʿAlī ibn Abī l-Qāsim ibn Khalīl, born in Damietta
      and of the Shafiite sect.²⁶ The text suffers from many mistakes and cor-
      ruptions.

3.   Paris, BN, héb. 1211 (P); Judeo-Arabic; fifteenth century. This manuscript,
      which is horribly misbound, contains a collection of medical texts, all of
      them from the hand of Maimonides. These treatises are: 1. *On Asthma*;
      2. *On the Regimen of Health*; 3. *On Coitus*; 4. *On the Elucidation of Some
      Symptoms and the Response to Them*; 5. *On Hemorrhoids*; 6. *On Poisons
      and the Protection against Lethal Drugs*.²⁷ The text of *On the Elucidation
      of Some Symptoms and the Response to Them* begins on fol. 49ᵇ, jumps
      from fol. 50ᵇ to fol. 100ᵃ and from fol. 100ᵇ to fol. 103ᵃ, and then con-

---

25   See Bar-Sela/Hoff/Faris, eds. and trans., in Maimonides, "Two Treatises on the Regimen of
      Health," p. 9; Plessner, "Extant Arabic Manuscripts," pp. 157–159; Savage-Smith, *New Cata-
      logue of Arabic Manuscripts*, vol. 1, p. 491.

26   See Bar-Sela/Hoff/Faris, eds. and trans., in Maimonides, "Two Treatises on the Regimen of
      Health," p. 9; Plessner, "Extant Arabic Manuscripts," pp. 155–157; Savage-Smith, *New Cata-
      logue of Arabic Manuscripts*, vol. 1, pp. 489–490.

27   While Zotenberg, ed., *Catalogues des manuscrits hébreux*, only refers to the *On Asthma*,
      Steinschneider, *Hebräische Übersetzungen des Mittelalters*, p. 767, and Levy, "Tractatus de
      Causis et Indiciis Morborum," pp. 225–226, omit *On Coitus* and *On Hemorrhoids*; Plessner,
      "Extant Arabic Manuscripts," pp. 159–160, mentions all six treatises. See also Bos, ed. and
      trans., introduction to Maimonides, *On Asthma*, vol. 1, p. xxxiii.

tinues uninterruptedly, ending on fol. 122^b^. At the end of this text, one finds the Arabic original of a prescription for cough introduced by: من مصنّفات المؤلّف (From the Compositions by the [same] author). This recipe recurs in MS Oxford, Bodleian, Poc. 280, and in the Hebrew translation, MS Berlin, Staatsbibliothek, Or. qu. 836.[28]

4. Oxford, Bodleian, Poc. 280 (= cat. Uri 78; Neubauer 1270, 5) (N); Judeo-Arabic; fols. 36^r^–44^r^; Sephardic semi-cursive script; Spain, early fourteenth century. The text, which is incomplete, runs from section 21: البادرنجوية until the end. At the end, the same recipe for a cough features as in the previous manuscript.[29] An orthographic peculiarity of the text is that the masculine demonstrative pronoun هذا is written as הדה.

These MSS consist of three families: **H**, **U**, and **NP**. The edition of the Arabic text is based on **H**, which has preserved the best version as it was collated against an autograph. In the case of mistakes, I have used the other manuscripts. The text has been compared throughout with the Hebrew translations. Significant variant readings have been registered in the critical apparatus, likewise partial agreements between the Hebrew translations and certain Arabic MSS, which may indicate a dependence of these translations upon a certain Arabic manuscript tradition. The division of the text into different sections is my own.

The edition of the text of Maimonides' *On the Elucidation of Some Symptoms and the Response to Them* in Arabic characters, rather than in Hebrew ones, has been inspired by his own practice. According to recent scholarship, there is reason to assume that Maimonides composed a first draft of his medical works intended for private use in Arabic written in Hebrew characters, since it was easier for him to write in Hebrew than in Arabic, and that these works were subsequently transcribed in Arabic characters when intended for public use. Thus, Stern remarks that "all of Maimonides' medical works were naturally published in Arabic script, since otherwise they would have been of no use to the non-Jewish public," and adds that Maimonides first drafted the text in Hebrew script, because it was easier for him, and then had it transcribed into the Arabic script.[30] Stern's point of view has been endorsed by Hopkins, who remarks that although we have sporadic autograph examples of his Arabic

28 For this recipe, cf. the transcription in Maimonides, *On the Causes of Symptoms*, eds. Leibowitz/Marcus, p. 188.

29 See Neubauer, *Catalogue of the Hebrew Manuscripts*, with "Supplement of Addenda and Corrigenda," comp. Beit-Arié and ed. May in ibid.; Plessner, "Extant Arabic Manuscripts," pp. 160–161.

30 Stern, ed., in Maimonides, "Treatise to a Prince," p. 18; cf. Blau, *Emergence and Linguistic Background*, p. 41, n. 6.

handwriting, Maimonides always used the Hebrew script when writing privately.[31] Other scholars have expressed (partly) different opinions in this matter. Meyerhof remarks that Maimonides composed all of his medical writings in Arabic, probably using Arabic characters, since he had nothing to hide from the Muslims.[32] Blau suggests that Jewish authors, when addressing a general public including Muslims and Christians (as in the case of medical writings), might have used Arabic script, but wrote in Hebrew characters when addressing a Jewish audience.[33] Langermann remarks that it seems likely that many of Maimonides' medical writings were originally written in Arabic characters and that only afterwards these were transcribed into Hebrew characters.[34]

For editing the Arabic text written in Middle Arabic typical for this genre, I have adhered to the guidelines formulated by Kahl. Morphological and syntactical and even grievous offences against the grammar of classical Arabic have neither been included into the apparatus nor have they been changed orc orrected at all. As for orthography, peculiarities have not been included into the critical apparatus. They have either been adjusted to the conventional spelling or adopted in their given forms.[35]

5 The Hebrew Translations of *On the Elucidation of Some Symptoms and the Response to Them*

Maimonides' treatise was translated twice into Hebrew as far as we know now, both by anonymous translators. The first translation has only been preserved in one copy in MS Berlin, Staatsbibliothek, Or. qu. 836, fols. 116^{b}–119^{a}, written in a Sephardic script and dating from the early fourteenth century.[36] The text, which is at times hard to read due to staining, starts with a summary of the detailed introduction, then runs from section 1 until 2: وحينئذ يتناول, from 29 until 30, from 2: وأمّا تناوله عند النوم until the end of 2, from 7 until: يحسن الهضوم, from 10 until the end of 11, from 16 until end of 17, from 33 until 34: مألوفة. It is thus

31 See Hopkins, "Languages of Maimonides," p. 90.

32 Meyerhof, "Medical Work of Maimonides," p. 272.

33 Blau, *Emergence and Linguistic Background*, p. 41; see also Baron, *Social and Religious History of the Jews*, vol. 8, p. 403, n. 42.

34 Langermann, "Arabic Writings in Hebrew Manuscripts," p. 139.

35 Kahl, ed., in Ibn Sahl, *Dispensatorium Parvum*, pp. 35–38.

36 See Steinschneider, *Hebräische Übersetzungen des Mittelalters*, p. 772; idem, *Verzeichniss der hebräischen Handschriften in Berlin*, no. 232; Bar-Sela/Hoff/Faris, eds. and trans., in Maimonides, "Two Treatises on the Regimen of Health," p. 10; Leibowitz/Marcus, eds., in Maimonides, *On the Causes of Symptoms*, pp. 9, 11.

both fragmentary and selective, as is clear from the introduction by the scribe: תשובות הרמב״ם ז״ל גדולי התועלת על שאלות פרטיות נשאלו ממנו מאת אחד המלכים להכריע בין דעות הרופאים שהיו נחלקים בהם ונכתבנו קצתם הנה בעזרת האל (Responses of Maimonides of great benefit to private questions posed to him by a certain king, so that he should decide between conflicting opinions of the physicians; I have written some of them here, with God's help). At the end of the fragment follows the recipe for cough mentioned above, which is concluded with the words: הנה זה מצאתי לרב הגדול הר״ם ז״ל אשר עוד בקשה נפשי ולא מצאתי (This I found of the great Rabbi, Rabbi Moses, what else my soul has sought, I did not find). Another characteristic of this text is that it contains several explanatory additions, cf:

1.[37] הבחראן ר״ל הגבולי
2. באוקי׳ שאמיה ר״ל מארץ ישראל
10. זרע רגילה הוא ברדולגש
11. אלכוד והם האפרסקים; כמתרא הוא פירש; אלמשמש והם אלברקוק

This Hebrew translation possibly goes back to an Arabic *Vorlage* as represented by **P** (**N**), cf. the following correspondences:

2. כשילקח אחר: إذا أخذ بعد أخذ (**P**); إذا أخذ (**HU**)
2. ובארצות המערב: وجميع الغرب (**P**); وجميع العرب (**HU**)
17. וכבר זכר גאלי׳ שאלו הסמים: قد ذكر ذلك جالينوس (**P**); فناهيك هذه الأدوية قد ذكر جالينوس أنّ هذه الأدوية (**HU**)
33. משקה משובח: شراب فاضل جدّا (**NP**); شراب فاضل جدّا نافع (**HU**)
34. ויוסר: وتنزع (**P**); وتؤخذ (**HU**)
35. The recipe for cough at the end of MS Berlin, Staatsbibliothek, Or. qu. 836, also features with some variants in **NP**.

The second anonymous translation of Maimonides' *On the Elucidation of Some Symptoms and the Response to Them* was discovered by Beit-Arié, namely, in MS Jerusalem, National and University Library, Heb. 803941, fols. 130^{b}–154^{b}, which dates from the late thirteenth century.[38] The text, introduced with the words מאמר ההכרעה הידידיי אחר לרבי משה זצ״ל, is incomplete as it is missing a section from طول زمان (end 38) until وقتين (beginning 41), and ends at في جملة (45). Some terms of the text have been vocalized, probably by a copyist. The

37 The numbers refer to the different sections of the text, according to my division.

38 Cf. Beit-Arié, "Targumim bilti Yedu'im," pp. 569–572; idem, "Palaeographic Description," pp. 34–38.

manuscript contains three other medical works by Maimonides, namely *On Coitus* (fols. 79ª–84ª), *On Asthma* (20ª–78ᵇ), and *On the Regimen of Health* (84ª–130ᵇ), all from the hand of the same translator. An analysis of the Hebrew terminology used by the translator of all these treatises shows that he was not familiar with the standard medieval terminology, as it was coined by the Tibbonides and other translators. But in spite of this infamiliarity and the uncommon, often inadequate vocabulary used by the author, he clearly understood the text at hand. The problem was that he did not have adequate tools to deal with it. An indication for a correct understanding of the text and familiarity with its contents is the fact that the names of medicines have generally been transcribed and/or translated correctly. One might infer from this that the translator of this text was a medical doctor, who, because of his training and practice, was familiar with the specific pharmaceutical terminology, but not with the more general technical terminology. Some of the uncommon terms have been "corrected" by a copyist in marginal glosses. The problem of the evaluation of this translation is aggravated by the fact that the manuscript at hand suffers from many severe corruptions from the hand of (an) ignorant copyist(s). I have emendated these corruptions wherever I could in order to reconstruct the "original" text. For an impression of the uncommon, non-standard terminology employed by the anonymous author, cf. the following list:

1. על דרך פאות הבחארין for على جهة من جهات البخارين
Ibid. בעיקרים for بالأدوية
2. השמש for المملوك
Ibid. אימות for صحّة
9. ויפטיר אחריה for ويتنقّل بعده; cf. 38: ההפטרה for التنقّل
12. הפיק רצון מאד for وفق جدا ونصح
13. מוסכל for مجهول
Ibid. והקיצור על for والاقتصار على
18. הכעיסו for تنكي; cf. ibid: מכאיבין for the same term
20. זריזות for دربة
Ibid. רואים for يسمحون
20. ומתירין for فيحلّ
28. ואם אי אפשר על כל פנים מבשר הכבש for وإن لم يكن بدّ من لحم الضأن; cf. 30: ועל אי אפשר על כל פנים מלקיחת for ولا بدّ من تطييبها, and 44: כל פנים צריכין לבשמן for فلا بدّ من تناول
28ff. יומם for نهار
41. ופניות האצטומכא for وخلو معدة
44. ממולט ממרירות הטעם for سالم من مرارة الطعم

Another characteristic of this translation are several loan-translations, neologisms, and transcriptions from the Arabic and Latin/Romance:

1. פוסתימא for ورم
2. רעש for رعشة
3,9. אפרונא for إجّاص
9. בלילותה: neologism after بلّتها
18. הפשרות for الفترات
20,25. כפקאן for خفقان
21. ואקראצא for وأقراصا
22. בזר אלחנתי for بزر الحنثى
25. ירק השוטה for البقلة الحمقاء
27. פורני for فرن
28. פסידות for فساد
30. העמומים for المغمومة
31. יכלה for يخلو
37. ונעְמיו from Arabic نغم for ألحانه
43. הפוקאע for الفقّاع

This Hebrew translation possibly goes back to an Arabic *Vorlage* as represented by **P** (**N**), cf. the following correspondences:

3. التبريد (**H**): التدبير (**PU**) = ההנהגה
Ibid. مثل هذا التدبير (**H**): هذا التدبير (**P**) = זו ההנהגה
26. البادرنجوية (**HU**): البادرنبوية (**P**) = הבאדרנבויה
33. وتؤخذ (**HNU**): وتنزع (**P**) = ומסירין
35. لمولانا بحسب ما شكاه (**HU**): بحسب ما شكاه مولانا (**N**), بحسب شكاه مولانا (**P**) = כפי מה שקבל אדוננו
Ibid. زمان الشتاء (**HU**): الشتاء (**NP**) = הגשמים
Ibid. بحسب الحالين جميعا (**HU**): بحسب الحالين (**NP**) = כפי ב׳ ⟨ה⟩ענינים
37. التلحين (**HU**): للحين (**NP**) = מיד
41. والمعدة (**HNU**): المعدة (**P**) = האצטומכא

In my edition of this translation, I have compared the text throughout with the Arabic and mentioned all the deviant readings in the critical apparatus. I have emendated all the scribal mistakes and corruptions, whenever I could, in order to reconstruct the "original" text.

6   Contents and Sources of *On the Elucidation of Some Symptoms and the Response to Them*

This second letter addressed to al-Afḍal actually consists of two major parts: In the first part,[39] Maimonides discusses the specific advice of al-Afḍal's physicians,[40] besides a few issues raised by the ruler himself, such as that of drug habituation, and reduction in coitus.[41] In the second part, Maimonides first raises the issue of those compound medicines that should always be in store in the royal apothecary,[42] then discusses some foods and drinks, the consumption of which is essential for people in general,[43] and finally defines the specific regimen, which, in his opinion, would be beneficial to the ruler in view of his afflictions.[44]

The first issue addressed in this letter concerns the treatment of the hemorrhoids al-Afḍal was suffering from and the contrary advice given to him as how to treat them. One physician advised to treat them with hot sitz baths and cataplasms in order to open the veins and release the blood, while another one advised to refrain from active intervention and to let nature have its way. Maimonides sides with the physician who advises to refrain from action, because sitz baths burn the humors, while nature knows what and how much to expel from the veins. But he adds that in certain cases, namely when the veins are swollen and very painful, a physician has to resort to opening them by means of medication. This statement is comparable to the one in *On Hemorrhoids* 2.2,[45] where he remarks that for those veins that do not flow, one should make their blood flow or incise them if possible.[46]

The next issue concerns the treatment of the depression and melancholy al-Afḍal suffered from by means of the drink called "the exhilarating one," consisting of wine with oxtongue.[47] Some physicians recommended taking this medicine, while others advised against its application, since oxtongue in combination with wine generates flatulence, while oxtongue alone heats the temperament. Maimonides supports those physicians who advise taking it and

---

39   The division into parts and sections does not feature as such in the letter itself, but has been introduced for the matter of clarity.
40   I.e., sections 1–16.
41   Sections 17, 18.
42   Sections 19–26.
43   Sections 27–34.
44   Sections 35–50.
45   Maimonides, *On Hemorrhoids*, ed. and trans. Bos, p. 9.
46   See also section 14 below, where Maimonides recommends bloodletting in the case of overfilling of the vessels.
47   See sections 2, 8, 16, 17.

remarks in the name of Ibn Zuhr that the flatulent effect can be prevented by letting the mixture remain unused for twelve hours or more. At the same time, Maimonides shows us how interested he was to learn about the concrete preparation of medicines and to test their effect. For he states that he observed how the eminent Elders (senior physicians) in the land of al-Andalus use the barks of the roots of oxtongue—not its leaves—for the preparation of this medicine. And on the basis of his own experience, he adds that one should not use any wine, unless it is light, and that one should add some rosewater to it.

Maimonides then discusses the recommendation by the physicians that al-Afḍal should take cooling and moistening ingredients since his temperament is too hot.[48] Maimonides criticises this advice as being too general and vague. The concrete advice by one physician to the ruler to take endive juice with sandalwood syrup and the infusion of tamarind, plums, and jujubes, is, according to him, a grave mistake, since such a medicine is only appropriate for someone whose temperament is dominated by yellow bile and not for al-Afḍal, as his temperament is dominated by black bile originating from burning hot phlegm.

As al-Afḍal suffers from constipation, Maimonides agrees that an infusion of rhubarb in endive juice is a good medicine for softening the stools.[49] However, he strongly condemns the advice to place cloths with sandalwood upon the liver, or to eat cucumber, lettuce, purslane, spinach, and orache, for such a treatment suits those who suffer from extremely inflaming ardent fevers. And even worse is the error of the physician who advised drinking fresh milk, because, although it has a moistening effect, it is quickly transformed into any humor whatsoever.[50]

Maimonides then points out that any regimen prescribed to al-Afḍal should be such that it strengthens the stomach, improves its digestion, and cuts the viscosity of the phlegm accumulating in it. Seen from this perspective, he remarks that he considers strange the advice to take barley gruel, poppy and gourd seed for dessert, and even more strange the advice to take plums after the barley gruel.[51] Fruits the ruler might take for a dessert are apples and quinces, but Maimonides vehemently condemns the advice to use coriander, as it causes nausea and corrupts the food.[52] As for the advice to take apricots, pears, and quinces after the meal, and grapes, melons, and pomegranates before it, Maimonides remarks that he has no objection to it should al-Afḍal do so out of habit. But if

---

48   Section 3.
49   Section 4.
50   Section 6.
51   Section 9.
52   Section 10.

he did not have a habit of eating these fruits, it would be a severe mistake to advise him to do so, since all the fresh fruits are bad for everyone, healthy or sick. Maimonides supports his argument with the well-known story of Galen's of how he never had a fever from the time he stopped eating all fresh fruits until the end of his life.[53]

As for nourishment, Maimonides supports the physician who advised al-Afḍal against the consumption of game meat, cured meat, eggplant, and everything that heats the body, since these would only increase his afflictions.[54] He adds that the advice to exercise every day is most appropriate,[55] but strongly argues against travelling to hot countries, since those countries increase the thickness of the blood and roast it and increase its vapors.[56] Maimonides then discusses a variety of ingredients which al-Afḍal should not take because of their harm to the stomach. And just as in his first letter to the ruler, he advises against the application of strong purgatives.[57] Returning to the subject of nourishment, he remarks that the suggestion to have a dish of peach and tamarind with the meat of the kid in the summer is fine, as long as one adds Chinese cinnamon, mastic, nard, and the like, so that the stomach is not harmed. One may also take cooling boiled vegetables in the summer, but not too many.[58]

Maimonides then speaks about the phenomenon of drug habituation, i.e., that a certain drug loses its effect because of an application that is too frequent. Thus Maimonides addresses the complaint by al-Afḍal that although he constantly used oxtongue and nenuphar as a medication, he was not cured from his illness. Maimonides advises changing medication or stopping for a time.[59] The next issues are those of coitus, exercise and bathing, all of which were discussed extensively in the first letter to the ruler. Maimonides remarks that al-Afḍal's decision to reduce his sexual activity, probably after Maimonides' strong warning against it, is a very good one, and will be greatly beneficial to him. Bathing, however, should never be neglected,[60] while in the case of weakness, exercise may be reduced in order to regain one's strength.[61]

Having dealt with the different advice of the ruler's physicians, in this second half of the letter, Maimonides turns to a detailed discussion of a regimen

---

53   Section 11.
54   Section 12.
55   See also section 5.
56   Section 12.
57   Section 13.
58   Section 15.
59   Section 17.
60   See also section 5.
61   Section 18.

proper for al-Afḍal in consideration of his specific symptoms. His discussion of the specific regimen is preceded by two digressions: the first regarding certain medicines that should always be in store in the royal treasury, namely the syrups and the great *iṭrīful* mentioned in *On the Regimen of Health*, and two electuaries, one, the so-called "cool musk remedy," composed by al-Rāzī in his book *On the Repulsion of the Harm of the Nutrients*,[62] and the second, the jacinth electuary, composed by Ibn Sīnā in his famous treatise *On Cardiac Remedies*. Maimonides quotes three recipes of this last remedy, namely for a cold, hot and moderate temperament.[63] Next to these electuaries, Maimonides also quotes from Ibn Sīnā a compound remedy or a juleb for those who suffer from weakness of the heart. The second digression is a treatment of some foods, drinks, and dishes which people should consume regularly.[64] Major items discussed are: bread, meat, wine, a number of dishes, and hydromel. Especially the discussion of the proper meat, namely that of chickens, is remarkable as it contains a lengthy and detailed elaboration of the manner in which these animals should be managed.

As for the specific regimen the ruler should adhere to, Maimonides first of all gives a detailed account of what his daily routine should be in the winter time, except for Fridays, and for those days that he goes to the bathhouse or sleeps with a woman. He should get up at sunrise, and, depending on his condition, should drink oxymel of roses, hydromel, or oxymel of raisins. Then he should go riding, rest, eat one of the dishes mentioned before in combination with some fruits or nuts or sweetmeats. Then he should lie down, listen to some music and sleep for a while. After waking up, he should spend the rest of the day with reading or in pleasant company. In the evening, he should drink some wine and listen to music until it is time to go to sleep. In case al-Afḍal is used to taking a second meal, Maimonides advises him to take some wine first and wait for half an hour before taking this meal. If he drinks the wine with some snacks, he should take roasted pistachio kernels with lemon juice or salt, or roasted lemon peel preserved in sugar, or roasted myrtle seed, or roasted coriander. In case he suffers from constipation, he should take less wine during the night or give up supper. He should take a laxative when it has cooled down and abandon exercise.[65] On days that al-Afḍal goes to the bathhouse, he should change his daily routine by doing less exercise than usual, then taking a bath, drinking a brew, sleeping, and eating something after waking up. Then he should stick to the usual rou-

62 Section 20.
63 Sections 21–23.
64 Sections 27–34.
65 Sections 36–39.

tine. As for sleeping with a woman, he may do so either once the food he took has been digested and he has drunk some wine, or late at night. As for Fridays on which he should take the temperate electuary mentioned before, he should not do any exercise at all.[66]

As for the regimen in the early summer when the weather is not that hot, he should get up one hour after sunrise, drink a syrup, do some exercise when the air is still cold and feed himself with a cooling dish. Then he should lie down, listen to music and sleep for a long time. He should have less sexual intercourse than during the winter and take the cool musk remedy instead of the temperate jacinth remedy. He may also take the cool jacinth remedy, but only late at night after drinking some wine. When the summer heat increases, he should not drink after getting up but should take a freshly prepared compound with barley groats one hour before doing exercise. He may also take the compound at bedtime.[67] At the end of the description of the regimen proper for al-Afḍal, Maimonides stresses the importance of a strict adherence to it, because only then it is effective against the afflictions he suffers from.[68] He concludes the treatise with a justification of the prescription of both wine and song, although these are forbidden by religious law.

---

66   Sections 40–42.
67   Sections 43–44.
68   Section 45.

Sigla and Abbreviations

Arabic Text

H	Oxford, Bodleian, Hunt. 427, cat. Uri 608
H^{1}	Note in the margin of H
H^{2}	Note above the line in H
N	Oxford, Bodleian, Poc. 280, cat. Uri 78; Neubauer 1270, 5
N^{1}	Note above the line in N
P	Paris, BN, héb. 1211
U	Oxford, Bodleian, Poc. 313, cat. Uri 555
S	Ibn Sīnā, *K. fīhi al-adwiya al-mufarriḥa al-qalbiyya*, MS Gotha, Herzogliche Bibliothek, 1995, fol. 35^{a}

Hebrew Translations

ב	First Anonymous Hebrew translation, MS Berlin, Staatsbibliothek, Or. qu. 836
^{1}ב	Note in the margin of ב
ש	Second Anonymous Hebrew translation, MS Jerusalem, National and University Library, Heb. 803941
^{1}ש	note in the margin of ש
^{2}ש	note above the line or subsequent correction in ש

Editions

a	Arabic text, ed. Bos
b	Second Anonymous Hebrew translation, ed. Bos
bhf	Maimonides, "Two Treatises on the Regimen of Health," eds. and trans. Bar-Sela/Hoff/Faris
d	First Anonymous Hebrew translation, ed. Bos
g	Latin translation, ed. Goldschmidt, in Maimonides, *On the Causes of Symptoms*, eds. Leibowitz/Marcus
k	Maimonides, "Medicinischer Schwanengesang," ed. Kroner; abbreviations used by Kroner: (...): to be deleted; [...]: to be supplied
l	ed. Kroner, repr. with some corrections, in Maimonides, *On the Causes of Symptoms*, eds. Leibowitz/Marcus

© KONINKLIJKE BRILL NV, LEIDEN, 2019

 | DOI:10.1163/9789004398801_003

Abbreviations and Symbols

⟨...⟩   supplied by the editor, in Arabic or Hebrew text
[...]   supplied by the translator, in English text
[...]   omitted by the editor, in Arabic or Hebrew text
?   doubtful reading
!   corrupt reading
add.   added in
om.   omitted in
del.   deleted in
ditt.   dittography

PART 1

Arabic Text and Translation

∵

On the Elucidation of Some Symptoms and the Response to Them: Arabic Text with English Translation

In the Name of God, the Merciful the Compassionate

A letter has come to this minor Servant, which contains a detailed statement of all those afflictions which have occurred to my Master—may God perpetuate his days—along with an explanation of the causes of all those afflictions and the times of their occurrence, information about every particular one, which the physician has to inquire about, and a description of his reflections at each time upon every affliction. He has also written down in it what the physicians advised that[1] should be done, and wherein they agreed or disagreed.

This minor Servant knows for certain that this letter was dictated by our Master, without any doubt, and this Servant swears by God, Who is exalted, that eminent physicians in our time lack the knowledge necessary for systematising such complaints, let alone explaining and organising them in such a fashion. Therefore, this minor Servant deems it proper to answer him who holds him in bondage—may God perpetuate his shadow—in the words of one physician to another, not in the words of a physician to someone who does not belong to those who [practise] this Art, since it is clear to this Servant that the knowledge of my Master about those afflictions and their causes is perfect. And as this Servant knows about those afflictions, which are now firmly established, the removal of which is to be desired, and as our Master has mentioned to his minor Servant what advice was given by every physician and has ordered him to comment upon the statement of each of them, he will follow [his command and say the following].

1. As to the statement by the physician who said that those afflictions now present would disappear if the blood would flow now from the openings of the vessels as it has already done at times, it is true, without any doubt. This is so because the blood flowing out is only the turbid part of the blood and its sediment,[2] and nature expels it because of its badness in the form of a crisis. As

1 in "that should be done": Om. **bhf**.
2 Cf. Maimonides, *On Hemorrhoids* 2.1, ed. and trans. Bos, pp. 8–9; see also idem, *Medical Aphorisms* 23.47, ed. and trans. Bos, vol. 5, pp. 45–46.

 | DOI:10.1163/9789004398801_004

بسم الله الرحمن الرحيم

ورد على المملوك الأصغر الكتاب المضمن تفصيل تلك الأعراض كلّها التي عرضت لمولانا خلّد الله أيّامه وتبيين أسباب تلك الأعراض كلّها وأزمنة حدوثها والإخبار بكلّ جزؤية يفتقر الطبيب للسؤال عنها ووصف ما تدبّر به في كلّ وقت لكلّ عرض منها وسطر فيه ما أشار الأطبّاء بعمله ممّا اتّفقوا عليه أو اختلفوا فيه.

وعلم المملوك الأصغر علما يقينا أنّ ذلك الكتاب عن إملاء مولانا بلا شكّ والمملوك يقسم بالله تعالى أنّ فضلاء أطبّاء عصرنا يقصرون عن معرفة ضروريّة نظم تلك الشكيّة فكيف أن يعبّروا عنها وينظموها ذلك النظام فلذلك رأى المملوك الأصغر أن يكون جوابه لمالك الرقّ أدام الله ظلّه كلام طبيب لطبيب لا كلام طبيب لمن ليس هو من أهل الصناعة إذ قد تبيّن للمملوك كمال مولانا في معرفة تلك الأعراض وأسبابها وقد علم المملوك تلك الأعراض المستقرّة الآن وهي التي يرام دفعها وقد ذكر مولانا لمملوكه الأصغر ما أشار به كلّ طبيب وأمره بأن يذكر ما عنده في قول كلّ واحد منهم فامتثل ذلك.

١. فصل. أمّا قول من قال من الأطبّاء إنّ لو جاء الدم من أفواه العروق الآن كما قد جاء في بعض الأوقات لارتفعت تلك الأعراض الموجودة الآن فهو قول صحيح لا ريب فيه وذلك أنّ ذلك الدم الذي يجيء إنّما هو عكر الدم وثفله والطبيعة تدفعه لرداءته على جهة من جهات البخارين. وأمّا من

---

٣ أيّامه: أيّامها P ‖ وتبيين: وبان P ‖ والإخبار: وبلاخبار P ‖ بكلّ: ما add. P ‖ جزؤية: جزاية H جزائته P
٤ للسؤال: السؤال P ‖ تدبّر: يدبّر P ‖ ٥ أو اختلفوا: واختلفوا P ‖ ٧ فضلاء أطبّاء عصرنا: فضلاء الأطبّاء الذي في عصرنا P ‖ يعبّروا: يعبرون kl = U ‖ وينظموها: وينظمونها kl ‖ ٨ فلذلك: ولذلك kl ‖ الرقّ: رقّه U رقّة kl ‖ ٩ كلام: كلاما P ‖ طبيب: om. P ‖ للمملوك: الأصغر add. P ‖ ١٠ ذكر: ذكره kl = U
١١ لمملوكه: للمملوك kl ‖ ١٣ إنّ: kl = om. U ‖ كما: H² ‖ ١٤ الآن: om. P ‖ ١٥ وثفله: وتفله kl = U

to the physician who advised to open the openings of the vessels by means of water in which one sits, or cataplasms[3] on which one sits, he is mistaken.[4] This Servant does not agree with it in any way for a number of reasons which he will explain. First, because those things which[5] are applied below or[6] in the water in which one sits, are hot and may heat the temperament and burn the humors. Second, when nature opens these vessels, she opens them in the required measure. But if we open them ourselves with medications, they may open more than they should, the flow of blood becomes excessive and is difficult to stop. This may [also] happen with someone whose blood flows by itself, [namely] that it becomes so excessive that it cannot be stopped. Third, if these vessels open by themselves, what comes out of them is mostly what should come out, because nature has driven it to the farthermost parts and the expulsive faculty has moved to expel it. But if we open them ourselves, something may come out that should not come out. And if something comes out, it is mostly part of that which should not come out. In general, we do not resort to such an action unless those places are swollen and they have become very painful. Then we resort to opening them with medications so that the blood that was dispelled there and that caused those places to swell flows out. Our action at that time is similar to the action of someone who lances a tumor when nature cannot open that which overlies the tumor and expel what is in it. However, our Master should not do this at all. But if [the blood] comes out by itself, as it has flowed several times, it should not be stopped at all, unless it is excessive, God forbid.

2. Our Master then mentioned that some physicians advised [him] to take some wine with oxtongue (*Borago officinalis*)[7] juice a few hours after the meal and when he goes to bed so that he may have a deep sleep, but that other [physicians] gave[8] him the [opposite][9] advice saying that there is no reason to use it, since the unmixed [wine] heats the temperament, while the mixed [wine] generates winds and flatulence. As this Servant sees it, the first view is the correct

---

3   "cataplasms" (*labā'ikh*): In this sense, the Arabic term only features in the dictionaries as: *labkha*, Plur. *labakhāt*; cf. Dozy, *Supplément*, vol. 2, p. 510.

4   Cf. Maimonides, *On Hemorrhoids* 2.2, ed. and trans. Bos, p. 9.

5   "which are applied below": The corresponding Arabic term *iḥtamala* is standard for "to apply as a suppository" in medical literature and features in Maimonides' *On Hemorrhoids* in the section on topical remedies (6.3) to be applied as suppositories.

6   "or in the water in which one sits, are hot and may heat the temperament": "or the hot water in which one sits, heat the temperament" **bhf**.

7   On oxtongue, cf. Leibowitz/Marcus, eds., in Maimonides, *On the Causes of Some Symptoms*, p. 51, n. 8.

8   "gave him the [opposite] advice": "advised in this regard" **bhf**.

9   Corrected according to **bhf**.

أشار من الأطبّاء بفتح أفواه العروق بمياه يجلس فيها أو لبائخ يجلس عليها فهو خطأ ولا يرى المملوك بذلك بوجه لعدّة أوجه بيّنها المملوك. أوّلها لأنّ تلك الأشياء التي تحتمل أو يجلس في مائها حارّة فقد ربّما أسخنت المزاج وشيّطت الأخلاط. والثاني أنّ هذه العروق اذا فتحتها الطبيعة فتحتها بتقدير ما يحتاج وإذا فتحناها نحن بالأدوية فقد تنفتح بأكثر ممّا ينبغي ويفرط سيلان الدم ويعسر مسكه فقد يعتري ذلك في الذي يجيء من تلقاء نفسه وعلى أنّه يفرط حتّى لا يقدر مسكه. والثالث أنّ هذه العروق إذا انفتحت من نفسها فالذي يجيء منها على الأكثر هو الشيء الذي ينبغي خروجه لأنّه قد دفعته الطبيعة للأقاصي وتحرّكت القوة الدافعة لدفعه واذا فتحناها نحن فقد يجيء ما لا ينبغي خروجه وإن جاء منه شيء فيكون الذي يجيء ممّا لا ينبغي خروجه أكثر. وبالجملة فإنّا لا نلتجيء لهذا الفعل إلا إذا تورّمت تلك المواضع وعظم ألمها جدّا فنلتجئ حينئذ لفتحها بأدوية حتّى يسيل ما اندفع هناك من الدم الذي ورّم تلك المواضع ويكون فعلنا حينئذ شبيه بفعل من يبطّ ورما لم يمكن الطبيعة أن تفتح ما على الورم وتخرج ما فيه فلا ينبغي أن يجعل مولانا هذا بوجه لكنه إن جاء من تلقاء نفسه كما قد جرى مرّات لا يقطع بوجه إلا أن أفرط وعياذا بالله.

٢. فصل. ثمّ ذكر المولى أنّ بعض الأطبّاء أشار بتناول من الخمر بماء لسان الثور بعد الطعام بساعات وأن يتناول منه شيء عند النوم كي يستغرق في النوم وأنّ بعضهم أشار بهذا وقال لا وجه لاستعماله إذ الصرف منه يسخن المزاج والممزوج يولّد الرياح وينفخ. والذي يراه المملوك أنّ الرأي الأوّل

٢ بيّنها: يذكرها P ‖ تحتمل: تحمل kl ٣ فتحتها: H^2 ٦ الشيء: om. P ‖ خروجه: له add. P ‖ لأنّه: بأنّه P
٧ للأقاصي: الأقاصي U ٩ تلك: om. P ١٠ الذي: H^1 ‖ بفعل من: بمن فعل P ١١ فلا: ولا kl ‖ أن: om. P ١١–١٢ لكنه إن جاء من تلقاء نفسه كما قد جرى مرّات لا يقطع بوجه: H^2 ١٢ جرى: جاء kl = U ‖ إلا أن أفرط وعياذا بالله: إلا وعياذا بالله أن أسرف P ١٣ بساعات: ساعات kl ١٤ في النوم: بالنوم P ‖ أشار بهذا: יעץ בהפך זה b יעצו זולת זה d qui contradicunt g

one; that is, if the food has begun to be digested, a little bit of it (i.e., of wine),
namely a Syrian[10] ounce or the like, helps the digestion and the discharge of
superfluities through stimulating micturition, and removes from the blood the
smoky vapors which produce all the afflictions that occur presently, especially
if [the wine is] mixed with oxtongue juice. If oxtongue itself is steeped in it, in a
measure of two *dirhams*[11] per ounce, it is most effective, and its dilation of the
soul is greater. When the physicians speak of the beverage that exhilarates gen-
erally, they especially mean by that the syrup of oxtongue.[12] If oxtongue is put
in wine, it increases its dilating and exhilarating [effect] on the soul. Drinking
wine moistens the body with a good moisture. Galen has mentioned this in his
book *On the Regimen of Health*.[13] But[14] if someone believes that it heats, he is
mistaken, for wine is a food, not a medicine. It is a very good food, and the good
foods neither heat nor cool, but medicines heat and cool. Indeed, it produces
wholesome blood,[15] of the nature of natural blood which is hot and moist.

As for mixing [wine], there is no doubt that this generates winds. Sometimes
it generates tremor. Nevertheless, Ibn Zuhr,[16] who was unique in his generation

---

10   The Syrian ounce varied in weight; the one from Damascus was 154.166 grams; from Aleppo
      190 grams, from Ḥamā 225 grams, and from Jerusalem 208.33 grams, cf. Hinz, *Islamische
      Maße und Gewichte*, p. 35.
11   The standard *dirham* is 3.125 grams; see ibid., p. 3.
12   Cf. Maimonides, *On Coitus* 10, ed. and trans. Bos, pp. 54–55: "Know that the physicians only
      apply the name of 'exhilarating drink' to the drink prepared from oxtongue." On oxtongue
      syrup and its composition, see idem, *On Hemorrhoids* 4.4, ed. and trans. Bos, p. 16.
13   In *De sanitate tuenda* 1.11, ed. Koch p. 26, ll. 11–13; trans. Green, p. 34, Galen remarks, that
      wine is good for adults since it moistens and nourishes whatever is excessively dry.
14   "But ... hot and moist": This text is quoted by Joshua Lorki in his book on plants and herbs
      and their therapeutic qualities, which only survives in a Hebrew translation prepared by
      Don Vidal Joseph under the title *Gerem ha-Maʿalot*, MS Munich, Bayerische Staatsbiblio-
      thek, Cod. hebr. 280, fol. 225[b] (for the reference, cf. Steinschneider, *Hebräische Überset-
      zungen*, p. 773, and gloss Steinschneider, MS Berlin, Staatsbibliothek, Or. Qu. 836, fol. 117[a]).
15   Cf. Maimonides, *Medical Aphorisms* 21.6, ed. and trans. Bos, vol. 4, pp. 97–98.
16   I.e., Abū Marwān b. Zuhr (d. 1161), known in the West as Avenzoar, who was one of the fore-
      most physicians of the Western Caliphate; he was born in Seville, where he spent most
      of his life; he was in the service of the Almoravid dynasty (cf. Colin, *Avenzoar*, pp. 23–
      41; Ullmann, *Die Medizin im Islam*, pp. 162–163; art. "Ibn Zuhr," in *E.I.*[2], vol. 3, pp. 977–978
      (Arnaldez); Kuhne Brabant, "Abū Marwān b. Zuhr"). Abū Marwān b. Zuhr is frequently
      quoted by Maimonides, who regarded him highly. In his *Medical Aphorisms* 22.35., ed. and
      trans. Bos, vol. 5, pp. 11–12, which introduces a long list of remedies effective through their
      specific properties quoted from the works of Ibn Zuhr, Maimonides remarks: "Abū Mar-
      wān b. Zuhr has mentioned many specific properties [of remedies] which he tested. He
      was one of the [great] empiricists. His son told me amazing things about his precision
      and diligence in matters depending upon experience. Therefore, I thought it a good thing

هو الصحيح وذلك أنّ اليسير منه وهو أوقية شامية أو نحوها إذا أخذ الطعام في الانهضام ممّا يعين على الهضم ويعين على خروج الفضول بإدرار البول وينفي عن الدم الأبخرة الدخانية المولّدة لهذه الأعراض الموجودة الآن كلّها ولا سيّما إذا مزج بماء لسان الثور وإذا أنقع فيه لسان الثور نفسه قدر درهمين في الأوقية كان أبلغ وكان بسطه للنفس أكثر. وإذا قالت الأطبّاء الشراب المفرّح بإطلاق إنّما يريد بذلك شراب لسان الثور وإذا ألقي لسان الثور في الشراب زاد في بسطه للنفس وتفريحه وشرب الخمر يرطّب الجسد رطوبة جيدّة. قد ذكر ذلك جالينوس في كتابه في تدبير الصحّة. وأمّا من زعم أنّه يسخن فقد أخطأ لأنّ الخمر غذاء لا دواء وهو غذاء جيّد جدّا والأغذية الجيّدة لا تسخن ولا تبرّد والأدوية هي التي تسخن وتبرّد وإنّما يتولّد عنه دم محمود على طبيعة الدم الطبيعي الذي هو حارّ رطب.

وأمّا مزجه فلا شكّ أنّه يولّد الرياح وقد ربّما ولّد رعشة. لكن قد ذكر ابن زهر وهو أوحد عصره ومن عظماء المتعينين أنّ الممزوج يفعل ذلك إذا مزج لحينه وشرب. أمّا إذا مزج وترك أثنى عشر ساعة

١ أو نحوها: ونحوها U = kl ‖ إذا: أخذ بعد add. P כשילקח אחר add. d ٢ وينفي: وينقي U = kl וינקה
d ٣ وإذا: أو إذا P ٤ بسطه: يبسطه U = kl ٥ يريد: يريدون P ‖ بسطه للنفس: بسط النفس P بسطة
النفس U = kl ٦ الجسد: الجسم P ‖ ذلك: om. P ٨ دم: om. P ٩ الرياح: رياح U رياحا kl ‖ لكن:
om. P ١٠ أنّ: om. U = kl ‖ وترك: ويترك kl ‖ عشر: عشرة H

to mention them in his name, although some of them have been mentioned by others before. However, he is the one who verified these experiential matters." See also idem, *On Poisons and the Protection against Lethal Drugs* 19, 78, ed. and trans. Bos, pp. 18, 53–54; *On Asthma* 9.1, ed. and trans. Bos, vol. 1, p. 40; *Medical Aphorisms* 20.67, ed. and trans. Bos, vol. 4, pp. 87–88. The following quotation could not be retrieved in Ibn Zuhr's medical works.

and one of the greatest observers,[17] mentioned that the mixture has this effect if it is mixed and drunk immediately. However, if one mixes it and leaves it for twelve hours or more and then drinks it, it is very good, because the wine part prevails over the watery part, transforms it and improves its temperament. This Servant recommends that what ought to be used of the oxtongue are the barks of its roots, not its leaves, as the people of Syria-Palestine[18] and Egypt do. So[19] too, we observed, was the practice of all the eminent Elders (senior physicians) in the land of al-Andalus. And all the Arab [physicians] prescribe the bark of its roots, not the leaves. Our Master should have this herb always with him because it has the specific[20] property of dilating the soul, effacing the black bile and eradicating its traces. This Servant has tried and verified as true, without any doubt, that light wine, when mixed with a little rose water, about a tenth, dilates the soul, does not intoxicate, does not harm the brain, strengthens the stomach, and increases all the virtues ascribed to wine. Therefore, this Servant advises that one add ten *dirham*s of rose water and twenty *dirham*s of oxtongue juice to one Syrian ounce of wine. It should be set aside for about ten hours and then it should be taken. As to taking it also at bedtime, this is an excellent idea from various viewpoints; it gives a deep sleep, eliminates [evil] thoughts, improves the digestion and repels the superfluities.

---

17   "observers": "sages" **bhf**.

18   "Syria-Palestine" (*sha'm* or *shām*): In Maimonides' writings, this term can refer to both Syria and Palestine; cf. Kroner, ed., in Maimonides, *"Medicinischer Schwanengesang"*, p. 89 (78).

19   "So too, we observed, was the practice of all the eminent Elders (senior physicians) in the land of al-Andalus. And all the Arab [physicians] prescribe": **d** translates: "So too, we observed, was the practice of all the eminent Elders (senior physicians) in the land of al-Andalus and in the countries of the West (Maghrib) (cf. P) to take."

20   "specific property": This term is especially used by Maimonides for those remedies which operate through their specific form, which is the whole of their essence, contrary to remedies which operate either through their matter, or through their quality (cf. 16 below, p. 42). While the pharmacological action of these remedies can be assessed by a physician, this is not the case with the remedies effective through their specific property, which lack a pharmacological basis. Thus, their effectivity can only be learned through experience. In his *Medical Aphorisms* 22, ed. and trans. Bos, vol. 5, pp. 1–22, Maimonides gives a long list of remedies effective through their specific properties and mostly consisting of all sorts of animals, their parts, excrements, and urine. See also idem, *Commentary on Hippocrates' Aphorisms* 27, ed. and trans. Bos, forthcoming; *On Hemorrhoids* 2.3, ed. and trans. Bos, p. 10; *On Poisons and the Protection against Lethal Drugs* 15, ed. and trans. Bos, p. 16. The subject is discussed in Schwartz, "Magiyah, madda' nisyoni u-metodah madda'it," pp. 35–38; Pseudo-Ibn Ezra, *Sefer Hanisyonot*, eds. and trans. Leibowitz/Marcus, pp. 17–20; Langermann, "Gersonides on the Magnet," pp. 273–274; Freudenthal, "Maimonides' Philosophy of Science," 151–156; Bos, ed. and trans., introduction to Maimonides, *Medical Aphorisms*, vol. 5, pp. xix–xxi.

أو أكثر وحينئذ يشرب فإنّه حينئذ جيّد جدّا إذ الخمرية تقوى على المائية وتحيلها وتحسن المزاج. وممّا ينصح به المملوك هو أنّ الذي ينبغي أن يستعمل من لسان الثور هو قشور أصوله لا ورقه كما يستعمل أهل الشأم وأهل مصر. هكذا رأينا جميع الشيوخ الفضلاء يفعلون في بلاد الأندلس وجميع العرب يصفون قشر أصوله لا ورقه. وهذا النبات ينبغي لمولانا أن لا يفارقه لأنّ له خصوصية ببسط النفس ومحو الخلط السوداوي واستئصال أثره. وممّا جرّبه المملوك وصحّ صحّة لا شكّ فيها أنّ الشراب الرقيق إذا مزج بيسير ماء ورد قدر العشر فإنّه يبسط النفس ولا يسكر ولا يضرّ بالدماغ ويقوّي المعدة ويزيد في جميع الفضائل المنصوبة إلى الخمر فلذلك يشير المملوك بأن يلقى في الأوقية الشامية من الخمر عشرة دراهم ماء ورد وعشرين درهما ماء لسان ثور ويترك عشر ساعات أو نحوها وحينئذ يتناول. وأمّا تناوله عند النوم فنعم الرأي لعدّة وجوه ليستغرق في النوم ولتذهب الفكر وليحسن الهضم وليندفع الفضول.

---

١ يشرب: om. U شرب add. kl ٢ به: om. kl ‖ من: ما P ‖ هو قشور: وهو قشر U = kl هو قشور أصوله: هو قشر أصله P ٣ العرب: الغرب P המערב d ٤ ببسط: فيبسط P ٥ صحّة: عنده P ‖ فيها: في P ٦ بيسير: بشيء P ٧ الأوقية: الأدوية U ‖ من الخمر: om. bP ٨ ورد: الورد P ‖ درهما: درهم PU ‖ ماء: om. U H² = kl ‖ ثور: الثور P ‖ عشر: عشرة H ٩ وليحسن الهضم: ولحسن الهضوم kl ‖ وليندفع: ويدفع P

3. When the physicians agreed that the temperament [of our Master] tends towards heat and that he should take that which cools and moistens, they were correct stating so, but their statement is too general and should be put forth in greater detail and should mention the [specific] regimen. As to one [of the physicians] who advised to drink endive (*Cichorium endivia* and var. or *Cichorium intybus*) juice with sandalwood[21] syrup, and the infusion of tamarind (*Tamarindus indica*), plums[22] (*Prunus domestica*), and jujube (*Zizyphus jujuba*), it seems to this Servant that this is a grave error, because, as[23] phlegm is dominant in [your] basic temperament, such[24] absolute cooling [ingredients] are not at all appropriate, especially the plums and jujubes. For such [a regimen] weakens the stomach and causes it severe harm and shortens the digestions,[25] and when the stomach is moistened and weakened, the three digestions are corrupted. Such a regimen is only beneficial for someone who is dominated by yellow bile. But he (i.e., that physician) has not mentioned anything that indicates a dominance of yellow bile at all. Rather, the implication of all the symptoms mentioned is the generation of black vapors caused by the black [bile] originating from the burning of phlegm that recurs periodically.

4. As for the [physician] who advised to drink an infusion of rhubarb (*Rheum palmatum* var. *tanguticum*) in endive juice one day and its omission for two days, if he intended by that to soften the stools, then he is correct. This Servant has mentioned a prescription for softening the stools with rhubarb in the third chapter of his treatise that was presented in an audience granted by our Master.[26]

21 "sandalwood": I.e., red (*Pterocarpus santalinus*), or white (*Santalum album*).

22 "plums": "prunes" **bhf.**

23 "as phlegm is dominant": "although phlegm is dominant" **bhf.**

24 "such absolute cooling [ingredients]": "such a regimen" PU; "this general regimen" **bhf.**

25 Galen explained the physiology of nutrition in terms of three orders of digestion: the first concoction taking place in the stomach, the second in the liver—the major nutritive organ, where the food is turned into blood—and the third in the rest of the organs which the nutriments reach via the veins; see Galen, *In Hippocratis librum de alimento commentarius* 2.3, ed. Kühn, vol. 15, pp. 234–235, *De bonis malisque sucis* 5. 17–18, ed. Helmreich, p. 411; see also Maimonides, *On The Regimen of Health* 1.2, ed. and trans. Bos, pp. 38–41.

26 Cf. Maimonides, *On the Regimen of Health* 3.2., ed. and trans. Bos, pp. 86–87.

٣. فصل. وأمّا اتّفاق الأطبّاء على كون المزاج قد انحرف إلى الحرّ وأنّه ينبغي أن يتناول ما يبرّد ويرطّب فهذا قول صحيح لكنّه مجمل ينبغي أن يفصّل ويذكر التدبير. فأمّا الذي أشار منهم بشرب ماء الهندباء بشراب الصندل ونقيع التمر هندي وإجّاص وعنّاب فيبدو للمملوك أنّ ذلك خطأ عظيم لأنّ هذا التبريد المطلق مع كون البلغم له غلبة في المزاج الأصلي لا يليق بوجه وبخاصّة بالإجّاص والعنّاب فإنّ ذلك يرخي المعدة ويضرّ بها جدّا ويقصّر الهضوم وإذا رطبت المعدة وارتخت فسدت الهضوم الثلثة ولا يصلح مثل هذا التدبير إلا لمن غلبت عليه المرّة الصفراء ولم يذكر شيئا يدلّ على غلبة الصفراء بوجه بل المحتصل من جميع الدلائل المذكورة هو تولّد أبخرة سوداوية حادثة عن سوداء متولّدة عن احتراق بلغم ينوب بأدوار.

٤. وأمّا من أشار بشرب نقيع الراوند في ماء الهندباء يوم ويترك يومين فإن كان قصد بذلك إلانة الطبع فإنّه صواب. وقد ذكر المملوك صفة تليين الطبيعة بالراوند في الفصل الثالث من مقالته التي قد مثلت في مجلس مولانا.

---

١ قد: om. kl || وأنّه: فانه P ٢ مجمل: محمل HU || ويذكر: ويدبر P || فأمّا: وأمّا P ٣ بشراب: بالشراب H || هندي: الهندي P || للمملوك: المملوك U || عظيم: عظيما U ٤ هذا: om. P || التبريد: التدبير kl = PU ההנהגה b || في: على P || بالإجّاص: الإجّاص P ٥ الهضوم: الهموم U ٦ الثلثة: الثلاثة P || مثل: om. bP ٧ حادثة عن سوداء: H^1 ٩ يوم: يوما P

5. As for [the physician] who advised bathing every three days,[27] exercising every day, and anointing with oil of violets (*Viola odorata*), all this is correct. This Servant will speak about this in greater detail and with [a proper] evaluation.

6. As for [the physician] who advised to place cloths with sandalwood upon the liver, and similarly he who advised to eat [the[28] smaller variety of] cucumber (*Cucumis sativus*), lettuce (*Lactuca sativa*), [regular] cucumber, purslane (*Portulaca oleracea*), spinach (*Spinacia oleracea*), and orache (*Atriplex hortensis*); all this is absolutely wrong, for this is a regimen that suits those who suffer from extremely inflaming ardent fevers, when these occur to those who have a hot temperament during the summer. And [still] worse than this is the error of the [physician] who advised drinking fresh milk,[29] because he has perceived the matter of its moistening (effect), but overlooked its quick transformation into any humor whatsoever,[30] and did not consider the substance that caused the illness, namely the inflamed phlegm.

7. He who advised to use oxymel of quinces one hour after the meal, is correct; it is a good regimen which improves the digestions. But adding juice of barberry (*Berberis vulgaris*) to such a beverage after the meal is an uncommon regimen not in accord with[31] the syllogistic reasoning, which is customary in medicine, that is taking barberry juice while the food is still in the stomach. Even when the stomach is empty, the juice should[32] not be introduced in this disease.

---

27 See ibid. 4.17, ed. and trans. Bos, pp. 128–129.

28 "[the smaller variety of] cucumber": Cf. Dietrich, ed. and trans. *Dioscurides Triumphans* 4.173 (vol. 2, p. 692, n. 14).

29 In *On the Regimen of Health* 1.15, ed. and trans. Bos, pp. 15–16, Maimonides recommends fresh milk under the following conditions: "Fresh milk is a good nutrient for someone if it does not turn sour in his stomach, nor becomes vaporous or flatulent, nor produces flatulence in the hypochondria." The different kinds of milk and their properties are discussed extensively in his *Medical Aphorisms* 20.39–44, ed. and trans. Bos, vol. 4, pp. 75–78.

30 "whatsoever": "that can be found in the stomach" P.

31 "with the syllogistic reasoning, which is customary in medicine": Cf. Maimonides, *Medical Aphorisms* 25.59, ed. and trans. Bos, vol. 5, pp. 171–172: المقاييس النافعة جدّا في صناعة الطبّ ("those syllogisms which are very useful in the medical art"). **bhf** translate: "with medical regulations and custom." For the importance of "syllogistic reasoning" in medicine, cf. Bos, ed. and trans., introduction to Maimonides, *On Asthma*, vol. 1, p. xxix.

32 "should not be introduced" (لا مدخل): The Arabic term is also used by Maimonides in his *Dalālat al-ḥāʾirīn* (*The Guide of the Perplexed*) 3.28, 42, in the sense of: "bearing upon," "relation to."

٥. وأمّا الذي أشار بالاستحمام كلّ ثالث من الأيّام والرياضة في كلّ يوم والتدهّن بدهن البنفسج فكلّ هذا صواب وسيتكلّم المملوك في ذلك بتفصيل وتقدير.

٦. والذي أشار بوضع الخرق المصندلة على الكبد وكذلك من أشار بأكل الخيار والخسّ والقثّاء والرجلة والاسفاناخ والقطف فكلّ هذا خطأ محض وهذا تدبير يصلح لأصحاب الحمّيات المحرقة الشديدة التلهّب إذا حدثت بالمحروري المزاج في الصيف. وأشدّ من هذا خطأ من أشار بشرب اللبن الحليب لأنّه لحظ معنى الترطيب ونسي سرعة استحالته لأيّ خلط وجد ولم يفكّر في مادّة سبب المرض وهو البلغم المحترق.

٧. فصل. والذي أشار باستعمال السكنجبين السفرجلي بعد الغذاء بساعة فهو صواب وتدبير جيّد يحسن الهضوم. وأمّا إضافته للشراب عصارة برباريس بعد الطعام فهو تدبير غريب خارج عن المقاييس الطبّية وعن المعتاد أعني تناول عصارة البرباريس والطعام في المعدة حتّى لو كان والمعدة خالية لا مدخل للعصارة في هذا المرض.

---

١ ثالث: ثالثة kl = U ٢ فكلّ: كلّ P ٣ الخرق: الحرق kl = U ٤ والاسفاناخ: والسفاناخ P ٦ لحظ: لحط U ‖ الترطيب: الرطيب kl ‖ وجد: في المعدة add. P ٨ السفرجلي: الصفرجلي H ٩ برباريس: اميرباريس P ١٠ المقاييس: مقاييس kl ‖ وعن: عن H ‖ البرباريس: اميربارس P

8. Whoever advised drinking the exhilarating drink of Ibn al-Tilmīdh[33] or someone else, and similarly he who advised syrup of sorrel (*Rumex sp.* and var.), apples, oxtongue juice, myrtle[34] (*Myrtus communis*) seed, and melissa (*Melissa officinalis*) seed, all this is correct. However, the addition of fleawort (*Plantago psyllium*) seed is not regarded by this Servant [as correct], because I do not think that extreme[35] cooling is a good thing in the case of this disease and temperament.

9. The suggestion by one physician to take barley gruel, poppy (*Papaver somniferum* and var.) and cucurbit[36] seed is strange, as he mentioned that the sleep [of my Master] is balanced (healthy). To him, the moistening [effect] of the barley gruel is so insufficient that he supported it with gourd seed. Even stranger than this is the suggestion of the one who advised taking plums after the barley gruel. I do not think that for these physicians there is any organ of the body more lowly than the stomach, and that they do not take into consideration whether the stomach is weakened or not, [and] whether there is moisture[37] in it or not. Perhaps they do acknowledge the eminence of the stomach and its general usefulness, and that one should always look after it, for which reason the[38] most eminent physicians have devoted treatises to it. Nevertheless,

---

33 Ibn al-Tilmīdh was an Arab Christian physician of Baghdad, where he was born in the second half of the eleventh century. His medical works are often quoted, especially his dispensatory; see art. "Ibn al-Tilmīdh," in *E.I.*^{2}, vol. 3, cols. 956–957 (Meyerhof); Ibn al-Tilmīdh, *Dispensatory*, ed. and trans. Kahl, pp. 7–19. In his *Medical Aphorisms* 23.107, ed. and trans. Bos, vol. 5, pp. 69–70, Maimonides quotes from his *Ikhtiyarāt al-Ḥāwī* (*Selections from the K. al-Ḥāwī*) about the different types of milk and their specific terminology. As to the exhilirating drink, there is none in the chapter on beverages in Ibn al-Tilmīdh's dispensatory, but six feature in the chapter on electuaries, and a seventh occurs in the chapter on stomachics and is attributed to al-Kindī (the essence of this long prescription is found in Levey's facsimile of al-Kīndī's *Aqrābādhīn* edition as no. 3); cf. Ibn al-Tilmīdh, *Dispensatory*, ed. and trans. Kahl, nos. 112, 113, 114, 116, 117, 121, 136.

34 "myrtle" (*rayḥān*): Instead of "myrtle," it is possible that Maimonides did not mean this herb but "basil," as the term *rayḥān* (lit., "fragrant") was used to refer to myrtle in the Maghreb and to one of the basil species in the East, cf. Maimonides, *Sharḥ asmāʾ al-ʿuqqār*, trans. Rosner: *Glossary of Drug Names* 10 (p. 12); Dietrich, ed. and trans., *Dioscurides Triumphans* 2.124 (vol. 2, p. 290).

35 "extreme cooling": "a rigorous regimen" **bhf**.

36 "cucurbit" (*yaqṭīn*): *Yaqṭīn* is a generic name of cucurbits (*Cucurbitaceae*); according to Maimonides, *Sharḥ asmāʾ al-ʿuqqār*, trans. Rosner: *Glossary of Drug Names* 332 (pp. 261–262), and Ibn al-Bayṭār *Al-Jāmiʿ li-mufradāt al-adwiya wa-l-aghdhiya*, vol. 2, p. 519, trans. Leclerc: *Traité des simples* 2317, only the common people equated *yaqṭīn* and *qarʿ*; see also Renaud/Colin, eds. and trans., *Tuḥfat al-aḥbāb*, no. 116.

37 "moisture": "an affliction" P.

38 "the most eminent physicians have devoted treatises": "the most eminent physician has devoted a treatise" P.

٨. فصل. وأمّا من أشار بشراب المفرّح لا بن التلميذ أو غيره وكذلك من أشار بشراب حمّاض وتفّاح وماء لسان الثور وبزر ريحان وبزر ترنجان فكلّ هذا صواب. وأمّا إضافته لذلك بزر قطونا فلا يراه المملوك لأنّ لا أرا بتبريد كثير في هذا المرض وهذا المزاج.

٩. فصل. وأمّا من أشار بتناول ماء الشعير بخشخاش وبزر يقطين فهو عجب مع ما ذكر من اعتدال النوم فكان عنده ترطيب ماء الشعير مقصّر حتّى رفده ببزر اليقطين وأعجب من هذا الذي رأى بتناول الإجّاص بعد ماء الشعير. ما أظنّ عند هاٹلاء الأطبّاء عضو من أعضاء البدن أخسّ من المعدة وأنّه لا يلتفت للمعدة ارتخت أو لم ترتخي حدثت فيها بلّة أو لم تحدث أو لعلّهم يقرّون بشرف المعدة وعموم منفعتها وأنّه ينبغي أن تصرف العناية لها دائمًا ولذلك أفرد أفاضل الأطبّاء لها مقالات غير أنّ هذا

١ التلميذ: التلميد U = kl التكميد ؟ kl ٣ بتبريد: بتدبير U = kl ٥ مقصّر: مقصّرا U = kl ٦ عضو: عضوا P ‖ وأنّه: لأنّه P ٧ ارتخت: ارتخات HU ‖ لم: لا P ‖ ترتخي: ترتخ U ‖ بلّة: بلية P ٨ لها: بها P ‖ أفاضل: أفضل P ‖ مقالات: مقالة P

according to them, this regimen strengthens the stomach, improves its diges-
tion, dries its moisture, cuts the viscosity of the phlegm, which evidently never
stops to accumulate in it, and thins its thickness. With this regimen [I mean]
the aforementioned regimen prescribed by [one of] them, namely barley gruel
with gourd seed and poppy, and plums for dessert. This Servant denounced in
this section what ought to be denounced so that [my Master] will be extremely
careful, and[39] will not feel any need whatsoever [to follow] any of their state-
ments.

10. The consumption of apples and quinces (*Cydonia oblonga*), and suck-
ing pomegranate (*Punica granatum*) seeds after the meal are recommended
for everyone as part of the regimen of health. There is nothing superfluous
in it in relation to this disease, except what was mentioned regarding taking
coriander (*Coriandrum sativum*) after the meal. This is truely ridiculous, as it
was proposed because coriander thickens the vapors and prevents them from
ascending, which is right, but it should be taken [as part of] medicines such
as powders and the like, or cooked with the food. As to taking coriander alone
after the meal, if it does not cause vomiting, it undoubtedly causes nausea and
corrupts the food. Occasionally taking purslane seed with sugar apart from the
meal is good. Even if it is taken with the meal, it would not harm its cooling and
strengthening [effect] on the heart.

11. Our Master has mentioned that the physicians advised to take apricots
(*Prunus armeniaca*), pears (*Pyrus communis*), and quinces after the meal, and
grapes, melons (*Cucumis melo*), and pomegranates before it. This Servant does
not understand the meaning of this advice. If there is need to induce appetite
or a habit[40] of taking fruits, and thus one should take before the meal what
softens the stools and after the meal those fruits in which there is astringency,
such as pear, quince, and apple, [then] the intent is correct. But if they advised
that taking these fruits is beneficial for this disease, this is an error, for all the
fresh fruits are bad for everyone, healthy or sick, if they are taken as foods, espe-
cially melons and apricots, because they are rapidly transformed into whatever

---

39   "and will not feel any need whatsoever [to follow] any of their statements" (cf. the Latin
translation: "et non indigeat generaliter dicto," and the second anonymous Hebrew trans-
lation, p. 93 below: ואל ישגיח למאמר אומרו כלל): This translation is based on reading
يحتج as middle Arabic (hypercorrection?) of يحتاج. Read as يحتج, the sentence might be
translated as: "and will not justify/vindicate/make his own any of their statements in gen-
eral/whatsoever." bhf translate: "not because he is inclined to make such statements in
general."

40   For the role of habit in relation to the regimen of health, see Maimonides, *On the Regimen
of Health* 4.26, ed. and trans. Bos, pp. 140–141.

التدبير عندهم يقوّي المعدة ويجوّد هضمها ويجفّف بلّتها ويقطع لزوجة البلغم الذي لا يبرح يجتمع فيها دائمًا وهي بيّنة ويلطّف غلظه وهو التدبير الذي تقدّم ذكره عنهم وهو ماء الشعير ببزر اليقطين والخشخاش ويتنقّل بعده بالإجّاص. وإنّما شنّع المملوك في هذا الفصل ما ينبغي تشنيعه ليحذر جدًّا ولا يحتج لقول قائله جملة.

١٠. فصل. وأمّا تناول التفّاح والسفرجل وامتصاص حبّ الرّمان بعد الغذاء فهذا مأمور به في حقّ الناس كلّهم عند تدبير الصحّة وليس في هذا زيادة تتعلّق بهذا المرض إلا ما ذكر من تناول كزبرة بعد الطعام فإنّ ذلك ضحكة بالحقيقة لأنّ قائل هذا قاله لكون الكزبرة تغلّظ الأبخرة وتمنعها من الترقّي وذلك حقّ لكنّها ينبغي أن تتناول في الأدوية كالسفوفات ونحوها أو تطبخ مع الأغذية. أمّا تناول الكزبرة بمفردها بعد الطعام فإنّ ذلك إن لم يحدث قيء فهو يغثي بلا شكّ ويفسد الطعام. وأمّا تناول بزر رجلة بسكّر في بعض الأوقات لا مع الطعام فهو جيّد ولو خالط الطعام أيضا ولا ضرّ ذلك في تبريده وتقويته للقلب.

١١. فصل. وذكر مولانا أنّ أشار الأطبّاء بتناول المشمش والكمّثرى والسفرجل بعد الطعام والعنب والبطّيخ والرمّان قبله وما علم المملوك معنى هذه المشورة. إن كان القصد أنّه إن دعت ضرورة الشهوة والعادة لتناول شيء من الفاكهة فينبغي أن يتناول قبل الطعام ما يلين الطبع ويؤخذ من الفاكهة بعد الطعام ما فيه قبض كالكمّثرى والسفرجل والتفّاح فهذا صواب. وإن كان أشاروا بأن تناول هذه الفواكه نافعة لهذا المرض فذلك خطأ لأنّ الفواكه الرطبة كلّها رديئة لجميع الأصحّاء والمرضى إذا أخذت على جهة الغذاء وبخاصّة البطّيخ والمشمش لسرعة استحالتهما لأيّ خلط رديء كان في

٢ الذي: om. kl ٣ شنّع: يسيع kl ‖ تشنيعه: تسيعه kl ٤ يحتج (= يحتاج؟ cf. indigeat g): يحتجّ = kl U ישגיח b ٦ ذكر: ذكره U = kl ٧ هذا: om. P ٨ كالسفوفات: كالمسفوفات P ٩ يغثي: يغني U ١١ تبريده: تدبيره H ١٣ المشورة: إشارة P ‖ القصد: لقصد P ‖ ضرورة الشهوة: الضرورة للشهوة U = kl ١٤ الطبع: البطن H الطبع corr. H ١٦ الفواكه: الفاكهة P ١٧ استحالتهما: استحالتها kl bad humor there is in the body. Peaches (*Amygdalus persica*) are also very bad and are the substance of bad malignant fevers.[41] Galen mentioned, that from the time he stopped eating all fresh fruits, he never had a fever to the end of his life.[42] He told his story into detail as an admonition to the people, as expressed in his treatise. Therefore our Master should avoid fresh fruits all he can.

12. [The physician] who advised against the use of game meat, cured[43] meat, eggplant (*Solanum melongena*), and everything that heats the body is right, because all these increase the afflictions of which our Master has complained.

---

41   Cf. ibid. 1.22, ed. and trans. Bos , pp. 66–69: "But the purpose of this treatise does not require to communicate the reasons for this; rather the intent is to make it known, that fruits in general are bad and that one should limit [their consumption]. One should not combine them with a meal at all. One should eat all those [fruits] which are are softening, such as pears, grapes and figs before the meal, and should not eat a meal after them until they have left the stomach. One should consume all those [fruits] that are astringent, such as quinces and pears, after the meal, and one should only take a little, an amount that strengthens the cardia of the stomach. Just as the best of fruits are figs and grapes, so the worst of them are peaches and apricots. The digestion cannot master these two kinds in any way, and of necessity some of the watery superfluity will remain in the vessels mixed with the blood, and will boil. This is a major cause for the generation of putrid fevers;" see also idem, *On Asthma* 3.9, ed. and trans. Bos, vol. 1, p. 17; *Hilkhot De'ot* 4.11, ed. and trans. Hyamson, p. 51a; Bos, "*Maimonides on the Preservation of Health*", p. 219.

42   Cf. Maimonides, *On the Regimen of Health* 1.22, ed. and trans. Bos, pp. 66–67: "Galen has a saying in which he tells people in the form of an advice and swears by God that it is the ultimate advice in which he forbids people to eat fruit. He said that he used to suffer from fever every year, and that [when] his father told him not to eat any fruit at all, he was saved from the fever during that year. He continued not to eat fruit during the whole of his life, and he swore that he did not suffer from fever from then on until the time that he wrote down that statement, except for an ephemeral fever." This statement seems to combine elements from two different statements, namely, 1. from *De sanitate tuenda* 5., ed. Koch, p. 136, ll. 14–32; trans. Green, p. 188, where he remarks that during his childhood and adolescence, he suffered from several serious diseases, but that once at the age of twenty-eight, he decided to adhere to a strict regimen of health, he was no longer sick with any disease, except an occasional ephemeral fever, and 2. from *De bonis malisque sucis* 1, ed. Helmreich, p. 393, ll. 3–20, where he remarks, that neglecting the regimen prescribed by his father, he used to eat in the summer time the fruits of the season and to suffer from acute diseases until the age of twenty-eight when he gave up the consumption of all fruits except for very ripe figs and grapes.

43   "cured meat": Also called "jerked meat;" i.e., salted meat, dried in the sun after it is cut into long strips. See also Nasrallah, trans., *Annals of the Caliphs' Kitchens*, p. 719, s.v. "*qadīd*": "jerked meat made by slicing the meat into long and very thin strips and then marinating it in sour vinegar mixed with pure salt and spices such as black pepper, coriander, caraway, and *murrī* (liquid fermented sauce). It is left in this marinade for a day and then dried in the sun (al-Tujībī 273)."

الجسم وكذلك الخوخ رديء جدّا وهو مادّة الحمّيات الرديئة الخبيثة. وقد ذكر جالينوس أنّه منذ قطع أكل الفاكهة الرطبة كلّها لم يحمّ إلى آخر عمره وطوّل في حكايته تلك على وجه النصيحة للناس ما هو منصوص في مقالته تلك. فلذلك ينبغي أن يجتنب مولانا الفاكهة الخضراء جهده.

١٢. فصل. والذي أشار باجتناب لحوم الصيد والقديد والباذنجان وكلّما يسخن قد أصاب وكلّ هذه تزيد في ما شكاه مولانا من الأعراض. وكذلك الذي أشار بالرياضة كلّ يوم وفق جدّا ونصح وكذلك

١ الخبيثة: om. kl ٢ أكل: om. P ٣ الخضراء: الرطبة P ٤ وكلّما يسخن: om. P ٥ ما: قد add. P

He who advised exercising[44] every day gave most appropriate advice. Likewise, he who forbade travelling to hot countries gave good advice with his suggestion. He who assumed that hot countries dissolve the vapors [is only correct] with regard to those vapors that ascend to the surface of the body if they are cold and moist. As for [the vapors] that arise from thick turbid blood, those countries increase the thickness of the blood and roast[45] it and increase its vapors. When health is reestablished, God willing, our Master may travel wherever he wishes until God fulfills his expectations in both worlds.

13. This Servant does not approve of evacuation[46] with lapis[47] lazuli nor with the Armenian stone; with lapis lazuli because of its vehemence, and with the Armenian stone because its color[48] is unknown,[49] and because the eminent physicians have doubts regarding it, most of them [believing][50] that it is not the stone which is designated with this name. This Servant also approves of the opinion of [the physician] who forbids to apply strong purgatives[51] and to restrict oneself to rhubarb[52] or whey or senna[53] of Mecca and the like; all of this is correct. This Servant does not approve of the infusion of peaches or melon juice, because of their harm to the stomach. The afflictions he complained of do not involve burning heat or thirst. He also does not approve of the excessive use of nenuphar (*Nymphaea alba* and var., or *Nuphar lutea*) because it thick-

---

44   Cf. Maimonides, *On the Regimen of Health* 1.7, ed. and trans. Bos, pp. 44–47.

45   "roast" (*tushayyiṭ*): Cf. idem, *Medical Aphorisms* 9.16, ed. and trans. Bos, vol. 2, p. 62.

46   "evacuation": "emesis" **bhf**.

47   "lapis lazuli": For the lapis lazuli and its properties, cf. Ibn al-Bayṭār, *Al-Jāmiʿ li-mufradāt al-adwiya wa-l-aghdhiya*, vol. 2, pp. 360–361; trans. Leclerc: *Traité des simples* 2000; al-Tamīmī, *Über die Steine* B XIII, ed. and trans. Schönfeld. According to al-Ghāfiqī, as quoted by Ibn al-Bayṭār, it is good for the evacuation of black bile and thick humors.

48   "color": "substance" **bhf**.

49   And thus its identity was problematic, as it was often mistaken for the lapis lazuli, cf. Ibn al-Bayṭār, *Al-Jāmiʿ li-mufradāt al-adwiya wa-l-aghdhiya*, vol. 1, p. 263; vol. 2, pp. 360–361; trans. Leclerc: *Traité des simples*, 633, 2000; al-Tamīmī, *Über die Steine* B XIII, ed. and trans. Schönfeld. The problem of its identity arose from the fact that Dioscurides, *Materia Medica* 5.90, ed. Wellmann, only speaks about the Ἀρμένιον, which was subsequently identified by the translators as the *lāzward* (lapis lazuli).

50   Cf. d: מסכימין.

51   Maimonides was in general against the use of strong purgatives, allowing their application only under certain conditions, cf. *On Asthma* 9.5, 12.8, ed. and trans. Bos, vol. 1, pp. 42, 74–78; idem, *On the Regimen of Health* 2.5, ed. and trans. Bos, pp. 74–77.

52   "rhubarb": For rhubarb as a mild purgative, cf. Maimonides, *On Asthma* 12.8, ed. and trans. Bos, vol. 1, p. 76.

53   "senna": I.e., the fruit of numerous species of cassia of senna (*Cassia acutifolia*; *Cassia angustifolia*; *Cassia obovata*); cf. Maimonides, *Sharḥ asmāʾ al-ʿuqqār*, trans. Rosner: *Glossary of Drug Names* 267 (pp. 204–205).

الذي نهى عن التوجّه للبلاد الحارّة نصح في مشورته. وأمّا من زعم أنّ البلاد الحارّة تحلّل الأبخرة فتلك الأبخرة هي التي تتراقى لسطح الجسم إذا كانت باردة رطبة وأمّا هذه التي تتراقى عن دم غليظ عكر فإنّ تلك البلاد تزيد في غلظ الدم وتشيّطه وتكثر أبخرته. وإذا تمكّنت الصحّة إن شاء الله توجّه مولانا حيث شاء حتّى يكمل الله آماله في الدارين.

١٣. فصل. ولا يرى المملوك الاستفراغ باللازورد ولا بالحجر الأرمني أمّا اللازورد فلقوته وأمّا الحجر الأرمني فلكونه مجهول العين وقد شكّ فيه أفاضل الأطبّاء وأكثرهم على أنّ ليس هو هذا الذي يلقّب بهذا الاسم. وكذلك يستصوب المملوك رأي من أنهى أن استعمال المسهلات القوية والاقتصار على الراوند أو ماء الجبن أو السنا المكّي ونحوها. كلّ هذا صواب. ولا يرى المملوك بنقيع الخوخ ولا بماء البطّيخ لإضرارهما بالمعدة. وليس فيما شكى من الأعراض لا تلهّب ولا عطش. ولا يرى أيضا بالإكثار من النيلوفر لتغليظه الدم وإرخائه المعدة ولا تصلح هذه إلا لأصحاب الحمّيات الحادّة الملتهبة

٢ تراقى: ترقى P ‖ وأمّا: وإنّما P ‖ هذه: هذا corr. kl ‖ التي: الذي PU = kl ٣ وتشيّطه: وبسطه U (sine punctis) وبسطه kl ‖ تمكّنت الصحة: تكمّلت صحته P ٤ شاء حتّى: om. P ٦ وأكثرهم: מסכימין add. b ٨ الجبن: الحبن U = kl ‖ السنا المكّي: السنى المكّي H السنا مكّي kl = U والسنى والمكّي P ٩ شكى: يشكى kl = U ١٠ هذه: هذا P

ens the blood and loosens the stomach. This is only good for those who suffer from acute, burning fevers, as this Servant has mentioned. This Servant does also not approve of the use of a decoction of epithyme (*Cuscuta epithymum*) because of its distressing and drying [effect]. If one steeps epithyme in one hundred *dirham*s of whey and takes this twice [or] three times in the springtime and once or twice in the autumn, it is good, but there should be fifteen days between one time and the other. The epithyme should be pounded in almond oil, wrapped in a finely[54] woven piece of cloth, and then steeped for one night in the whey.

14. Our Master mentioned that once he had a vessel opened and there came out blood as thick as [that of] the spleen,[55] and because of this, the physicians advised [additional] bloodletting. As for the overfilling which manifests itself from time to time, it undoubtedly requires bloodletting, and the blood should be withdrawn proportionally.[56] One should constantly strive for the clarification of the blood and the equilibration of the temperament of the liver so that it produces good blood. This Servant has explained in his previous treatise how this can be done through the syrups that he has compounded.[57]

---

54   "finely woven piece of cloth" (*khirqa muhalhala*); Cf. Maimonides, *On Asthma* 7.2, ed. and trans. Bos, vol. 1, p. 34.

55   Cf. idem, *Medical Aphorisms* 1.61, ed. and trans. Bos, vol. 1, p. 22: "The parenchyma of the spleen is loose, porous, and light like a sponge. It contains many large arteries in order to heat it, so that it can break up the coarse humor that it attracts, and so that there can be cleansed from it the vaporous superfluity which originates in it because of the bad and coarse humour streaming through it. *De usu partium* 4." See also ibid. 2.9 (p. 29): "... for [the blood] that is very thick and earthy and that has entirely escaped alteration in the liver is drawn by the spleen into itself." According to Leibowitz/Marcus, eds., in Maimonides, *On the Causes of Some Symptoms*, p. 87, he was dealing with the illness later known as "polycythemia."

56   See Maimonides, *On Asthma* 13.32, 34–37, ed. and trans. Bos, vol. 1, pp. 99, 100–102; for the dangers of bleeding, see esp. ibid. 13.37 (p. 102): "Says the author: Consider the dangers of bleeding when it is not performed at the right time, or when it is at the right time but excessively, and its consequences. Therefore, I must advise you not to act recklessly in this matter and not to trust whoever happens to practice medicine. This is also the case—as Galen said—with all the forms of evacuation of the body when applied in an exaggerated way."

57   Cf. idem, *On the Regimen of Health* 3.6, ed. and trans. Bos, pp. 92–93: "This Servant thought it proper to compound for his Master two syrups and an electuary in accordance with those symptoms that were mentioned. One of the syrups should be taken regularly, at all times. Its effects are that it clarifies the blood, removes its turbidity and cleanses it of its melancholic vapors, so that the soul is dilated and gladdened, the chest widened, and the sadness and anxieties referred to disappear."

كما ذكر المملوك. ولا يرى المملوك أيضا باستعمال مطبوخ الأفثيمون لإكرابه وتجفيفه فإن نقع أفثيمون في مائة درهما من ماء الجبن وأخذ ذلك مرّتين ثلث في زمان الربيع ومرّة في الخريف أو مرّتين كان جيّدا ويكون بين كلّ مرّة ومرّة خمسة عشر يوما ويلتّ الأفثيمون بدهن اللوز ويصرّ في خرقة مهلهلة وبعد ذلك ينقع ليلة في ماء الجبن.

١٤. وذكر مولانا أنّ قد فصد العرق مرّة نخرج الدم غليظ مثل الطحال فأشار الأطبّاء من أجل ذلك بالفصد. أمّا بحسب ما يظهر في وقت دون وقت من الامتلاء فيلزم بلا شكّ أن يفصد ويخرج من الدم بحسبه. والذي ينبغي أن يقصد دائما هو ترويق الدم وتعديل مزاج الكبد حتّى تولّد دما جيّدا. وقد بيّن المملوك في مقالته المتقدّمة كيف يكون ذلك بالأشربة التي ركّبها.

---

١ مطبوخ: طبيخ P ‖ نقع: نفع U ٢ درهما: درهم corr. kl ‖ ثلث: ثلاث U أو ثلاثا kl ٣ ويلتّ: ويليث kl ‖ اللوز: لوز PU = kl ٥ أنّ: اذ kl ‖ نخرج: يخرج kl ‖ غليظ: غليظا corr. kl ٧ يقصد: بفصد kl يقصد corr. kl ‖ هو: om. P

15. He who suggested that the nourishment should consist of peach and tamarind with the meat of the kid is correct for the summertime. But one should not neglect to add cinnamon (*Cinnamomum verum*), mastic (from *Pistacia lentiscus*), nard,[58] and the like to these dishes so that they do not harm the stomach. The same applies to the consumption of cooling boiled vegetables which they recommended in the summertime, for they are wholesome, provided that one does not take too much of them. They should not be taken deliberately, because the intention of this Servant is the equilibration of the temperament, not an increase in cooling, for the basic [cause of his afflictions] is the burning of the phlegm.

16. He who recommended the exhilirating drink and the electuary in which there are jacinth,[59] emerald,[60] gold,[61] and silver;[62] all this is correct and useful, because these are cardiac medicaments which are beneficial through their specific property, i.e., their specific form, which is the whole of their essence, [and] not through their sheer quality.

17. Our Master has mentioned his frequent use of oxtongue and nenuphar, without, however, eliminating the root (cause) of the disease. The reason for their little effect is that they have been used continuously. Similarly, the remedies which are extremely powerful, if one uses them continuously, nature gets used to them, and she is not at all affected by them, and they turn into nourishment or the like of nourishment. Galen has mentioned this.[63] This is all the

58 "nard" (*sunbul*): The Arabic term is synonymous with *nārdīn*; its most important species are: Indian nard (*Nardostachys jatamansi*); Celtic nard (*Valeriana celtica*), and wild nard (*Asarum europaeum*).

59 "jacinth" (*yāqūt*) Cf. art. "yāḳūt," in *E.I.*², vol. 11, p. 262 (al-Qaddumi): "In mediaeval Arabic literary and scientific textual sources, *yāḳūt* is equivalent to all varieties of the mineral corundum that we know today. Corundum is a crystallised form of alumina (Al_2O_3) which occurs in many colours, among which *yāḳūt aḥmar* ('red corundum' or 'ruby') is the finest." For its medical properties, see Ibn al-Bayṭār, *Al-Jāmiʿ li-mufradāt al-adwiya wa-l-aghdhiya*, vol. 2, pp. 509–510; trans. Leclerc: *Traité des simples*, vol. 3, pp. 417–419; Al-Tamīmī, *Über die Steine* B III, ed. and trans. Schönfeld.

60 "emerald": For its properties, cf. Maimonides, *Medical Aphorisms* 22.36, ed. and trans. Bos, vol. 5, pp. 11–12; Ibn al-Bayṭār, *Al-Jāmiʿ li-mufradāt al-adwiya wa-l-aghdhiya*, vol. 2, pp. 509–510; trans. Leclerc: *Traité des simples*, 2299; al-Tamīmī, *Über die Steine* B III, ed. and trans. Schönfeld.

61 Cf. Ibn al-Bayṭār, *Al-Jāmiʿ li-mufradāt al-adwiya wa-l-aghdhiya*, vol. 1, p. 418; trans. Leclerc: *Traité des simples* 1007.

62 Cf. ibid., vol. 2, pp. 223–224; trans. Leclerc, no. 1685.

63 Cf. Galen, *De antidotis* 1.1., ed. Kühn, vol. 14, p. 4, ll. 9–10: εἴρηται γάρ μοι πολλάκις ἤδη τὰ τοιαῦτα φάρμακα χρονίζοντα πραότερον ἴσχειν αὐτόν (I have often said already that such drugs had a milder action on him when they were taken for a long time). I thank Vivian Nutton for this reference. Note, that according to P and **dg**, Galen's quotation does not relate to the

١٥. وأمّا من أشار بكون الأغذية خوخية وتمر هندية بلحوم الجداء فذلك صواب في زمان الصيف وينبغي أن لا يغفل إلقاء الدارصيني والمصتكى والسنبل في هذه الألوان ونحوها حتّى لا تضرّ بالمعدة. وكذلك تناول السلائق المبرّدة كما أشاروا في زمان الصيف فإنّ ذلك يحسن بشرط أن لا يكثر منها ولا يجعل قصدا لأنّ رأي المملوك تعديل المزاج لا الزيادة في التبريد إذ والأصل احتراق البلغم.

١٦. وأمّا من أشار بشراب المفرّح ومعجون يكون فيه ياقوت وزمرّد وذهب وفضّة فكلّ هذا صواب ونافع لأنّه أدوية قلبية تنفع بالخاصّية أعني بصورتها النوعية التي ذلك جملة جوهرها لا بمجرّد كيفيتها.

١٧. وأمّا ما ذكره مولانا من كثرة ما استعمل من لسان الثور والنيلوفر ولم يرتفع بذلك أصل المرض. فالعلّة في قلّة نفعه كثرة مداومته وكذلك أنّ الأدوية القوية جدّا في الغاية إذا أديم استعمالها ألفتها الطبيعة ولا تتأثّر لها أصلا وتصير أغذية أو كالأغذية. قد ذكر ذلك جالينوس. فناهيك هذه الأدوية

٣ يحسن: نحس kl = U ٤ قصدا: قصد kl || إذ والأصل: وإذ الأصل P || البلغم: بلغم H ٥ بشراب: بشرب P ٦ بجرّد: مجرد kl ٧ من: ما kl = add. U ٨ وكذلك: ولذلك kl = U وذلك P ٩ أصلا: .om kl || قد ذكر ذلك جالينوس. فناهيك: قد ذكر جالينوس أنّ P قد ... من الأغذية: H[1]

previous but to the following text: “Galen has mentioned that those weak remedies, which are close to being nutriments, if they are taken continuously for a week, their medicinal actions are abolished and not a trace of them appears thereafter. Therefore, one should change from one remedy to another, omitting one remedy for a few days and then returning to it.”

more so if these are weak remedies, which are close to being nutriments. For if these are taken continuously for a week, their medicinal actions are abolished and not a trace of them appears thereafter. Therefore, one should change from one remedy to another, omitting one remedy for a few days and then returning to it.

18. Our Master has mentioned a reduction in coitus[64] from what was customary; what a good action is this, and what a great benefit comes from this reduction. [Going to] the bathhouse,[65] on the other hand, should never be neglected, whether during an attack [of fever] or during abatements. It is wholly a blessing that sleep is regular, and a clear proof that these melancholic[66] vapors have not hurt the brain or changed its temperament, although[67] they are especially harmful for the heart. As to what our Master has mentioned regarding the presence of weakness after exercise, the cause of this is its omission and remission. If he resumes it gradually, little by little, he will find, following it, the strength and the vitality that should be found after all exercise that is carried out properly.

19. As this minor Servant has responded to all the sections of that noble letter, as commanded, he[68] will [now] compile a concise statement in one chapter in which he will explain what the regimen of our Master should be, according to the symptoms that can be found at the moment. This might well have been made obvious by what this Servant has mentioned in these sections and by what he mentioned in that treatise,[69] but these were statements that were dis-

---

64   The reduction follows Maimonides' strong warning against frequent sexual intercourse in the first letter to al-Afḍal; cf. *On the Regimen of Health* 4.15, ed. and trans. Bos, pp. 124–127. For the subject of coitus, cf. also idem, *On Asthma* 10.8–9, ed. and trans. Bos, vol. 1, pp. 55–58; *Medical Aphorisms* 17.8, 9, 14, 20, ed. and trans. Bos, vol. 4, pp. 21–25; *Hilkhot Deʿot* 4.19, trans. Hyamson, p. 52a. For an extensive discussion of this subject, see Bos, "Maimonides on the Preservation of Health," pp. 229–231; Harvey, "Sex and Health in Maimonides."

65   On the subject of bathing, cf. Maimonides, *On Asthma* 10.2–4, ed. and trans. Bos, vol. 1, pp. 52–53; idem, *On the Regimen of Health* 4.17, ed. and trans. Bos, pp. 128–131; *Hilkhot Deʿot* 4.16–17, trans. Hyamson, pp. 51b–52a; *Medical Aphorisms* 19, ed. and trans. Bos, vol. 4, pp. 45–59. See also Bos, "Maimonides on the Preservation of Health," pp. 231–233.

66   "melancholic vapors": For the melancholic vapors causing sadness and anxieties, see Maimonides, *On the Regimen of Health* 3.6, ed. and trans. Bos, pp. 92–93.

67   "although they are especially harmful for the heart": "especially if the heart is afflicted" **bhf**.

68   "he will [now] compile a concise statement in one chapter": "he will now compile a statement, and follow it with a chapter" **bhf**.

69   I.e., *On the Regimen of Health.*

الضعيفة القريبة من الأغذية فإنّها إذا تنوّلت جمعة متوالية بطلت أفعالها الدوائية ولا يظهر لها بعد ذلك أثر. فلذلك ينبغي التنقّل من دواء إلى دواء وإغباب الدواء الواحد أيّام وحينئذ يرجع له.

١٨. وأمّا ما ذكره مولانا من تقليل الجماع عن العادة فنعم الفعل وما أعظم فائدة هذا التقليل. وأمّا الحمّام فلا ينبغي إغبابه بوجه لا في وقت النوبة ولا وقت الفترات وكون النوم على العادة نعمة كاملة ودليل واضح على كون هذه الأبخرة السوداوية لم تنكي الدماغ ولا غيّرت مزاجه وإنّما تنكي في القلب خاصّة. وأمّا ما ذكره مولانا من وجود الضعف بعد الرياضة فعلّة ذلك تركها واغبابها فلو تدرّج في الرجوع إليها قليل بعد قليل لوجد عقبها من القوة والنشاط ما يلزم أن يوجد بعقب كلّ رياضة جارية على ما ينبغي.

١٩. وإذ قد جاوب المملوك الأصغر على جميع الفصول ذلك الكتاب الكريم كما أمر فهو يجمع القول ويوجزه في فصل واحد بيّن فيه كيف يكون تدبير مولانا بحسب هذه الأعراض الموجدة الآن وإن كان ذلك تبيّن ممّا ذكره المملوك في هذه الفصول وممّا ذكره في تلك المقالة لكنّها أقاويل متفرّقة لا

١ الأغذية: الأدوية U ‖ إذا: إن om. U P = kl ‖ تنوّلت: تناولت P تنولّت kl ٢ أثر: emendation editor أثره HPU רושם d ‖ الواحد: لواحد U = kl ٣ وأمّا: فأمّا P ٤ لا: ولا P ٥ كون: om. P ‖ لم تنكي: لا تنكي P لم تنك corr. kl ‖ مزاجه: حاله P ٧ قليل بعد قليل: قليلا بعد قليلا P قليلا بعد قليل corr. kl ‖ لوجد: وجد P ‖ والنشاط: والنشاطة P ٩ وإذ قد: وقد U = kl ‖ الكريم: الكتيم kl ١٠ ويوجزه: ويجاوب P و يؤخّره U = kl ‖ واحد: آخر P ‖ بيّن: يكون P ١١ الفصول: المقالة P

persed and not properly organized. But before I start with this section I would like to say that there should be two electuaries in the treasury of our Master, in addition to those syrups[70] and the [great] *iṭrīful,*[71] which this Servant mentioned in the third chapter of his previous treatise.

20. One of these is the cool musk remedy, which the elder (senior) experienced physicians have tested and found it to have such an extraordinary action that they do not permit to substitute it with anything else or to prescribe its individual ingredients separately.[72] Rather, some amongst them presented it as an electuary. It is the remedy composed by al-Rāzī in his book *On the Repulsion of the Harm of the Nutrients*.[73] And this is its composition in his own words: Take one part each of pounded roses, tabasheer[74] (a white substance obtained from the nodal joints of bamboo (*Bambusa bambos*)), dry coriander, and yellow amber (resin of *Populus nigra*), half a part of small pearls, one sixth of a part of good and pure musk. Then take some crystalline[75] sugar and dissolve it

---

70 Cf. Maimonides, *On the Regimen of Health* 3.6, 7, ed. and trans. Bos, pp. 92–97.

71 "*iṭrīful*": For the term *iṭrīful*, cf. Dozy, *Supplément*, vol. 1, p. 28 s.v. "*iṭrīful*": "Médicament composé ou électuaire, dans lequel entrent les myrobalans;" cf. Ullmann, *Medizin im Islam*, p. 295: "(aus griech. τρυφερόν?) Bez. eines Myrobalanen enthaltenden Elektuariums;" Schmucker, *Pflanzliche und mineralische Materia Medica*, no. 48: "von Sanskrit triphalā;" Bar-Sela/Hoff/Faris, eds. and trans., in Maimonides, "Two Treatises on the Regimen of Health," p. 24, n. 89, derive the term from Latin *trifera*. See also Fellmann, *Aqrābādīn al-Qalānisī*, pp. 213–214. For its composition, cf. Maimonides, *On the Regimen of Health* 3.8, ed. and trans. Bos, pp. 96–99; in ibid. 2.7 (pp. 78–79), Maimonides refers to the harm caused by the *iṭrīful* to those suffering from fever, and in his *On Hemorrhoids* 4.2, ed. and trans. Bos, p. 15, he recommends the small *iṭrīful*.

72 Cf. Ibn Zuhr, *K. al-Aghdhiya*, ed. and trans. García Sánchez, p. 89; after describing its beneficial properties, he remarks: "Experienced contemporary physicians have said the same regarding musk as we have. They are right in what they said because experience has verified what they said, contrary to the diverging theory held by a group of followers of Galen, which is not according to experience and analogical reasoning."

73 For this text, also known as *Manāfiʿ al-aghdhiya wa-dafʿ maḍārriha* (*The Benefits of Nutrients and the Repulsion of their Harmful Effects*), cf. Sezgin, *Geschichte des arabischen Schrifttums*, vol. 3, pp. 286–287. The first part was published in Cairo 1305 (1887). Maimonides' quotation, featuring in the second part, closely follows the text by al-Rāzī, as extant in MS Munich Bayerische Staatsbibliothek, Cod. hebr. 840; cf. Maimonides, "Medicinischer Schwanengesang," ed. Kroner, pp. 103–104 (pp. 92–93).

74 "tabasheer": Cf. Käs, *Mineralien in der arabischen Pharmakognosie*, vol. 2, pp. 765–769.

75 "crystalline sugar" (*sukkar ṭabarzad*): Cf. ibid., pp. 1040–1041. According to Maimonides, *Sharḥ asmāʾ al-ʿuqqār*, trans. Rosner: *Glossary of Drug Names*, 289 (p. 221), it is solid hard sugar, which is the same as that which is called *sukkar al-nabāt* (sugar candy) by the Egyptians. See also art. "*sukkar*," in *E.I.*^{2}, vol. 9, pp. 804b–805a, (Waines), who remarks that *sukkar ṭabarzad* is probably that which is set hard in moulds, while *nabāt* is set on palm sticks placed in the recipient where it was being prepared.

متنسّقة. وقبل أن آخذ في هذا الفصل أقول إنّه ينبغي أن يكون في خزانة مولانا مضاف إلى تلك الأشربة والإطريفل التي ذكرها المملوك في الفصل الثالث من مقالته المتقدّمة معجونين.

٢٠. أحدهما دواء مسك بارد قد جرّب شيوخ الطبّ الذين لهم دربة فوجد له فعل عجيب حتّى أنّهم لا يسمحون ببدله ووصف بسائطه بل يدفعونه من عندهم معجون وهو دواء ألّفه الرازي في كتابه في دفع مضارّ الأغذية وهذه صفته بنصّ كلامه: يؤخذ من الورد المطحون والطباشير والكزبرة اليابسة والكهرباء من كلّ واحد جزء ومن اللؤلؤ الصغار نصف جزء ومن المسك الجيّد الخالص سدس

١ متنسّقة: متفقة P ‖ أن يكون: H¹ ‖ مضاف: مضافا corr. kl ٣ جرّب: جرّبه P ‖ دربة: ذريّة = kl U ‖ عجيب: جدّا add. P ٤ بسائطه: لسائطه U لبسائطه kl ‖ يدفعونه: يدفعون kl = U ٦ ومن اللؤلؤ الصغار نصف جزء: om. P

in sour, pressed and sieved apple juice, and cook this until it attains the consistency of honey. Then throw citron leaves therein and knead the [mentioned] ingredients in it. Someone suffering from this affliction should take this remedy frequently because it is an excellent remedy for strengthening the heart without heating, and it is beneficial for palpitation and throbbing of the heart with heat.

21. The second remedy is the jacinth electuary composed by Ibn Sīnā in his famous treatise *On Cardiac Remedies*;[76] he mentioned three recipes for it, the first cold, the second hot, and the third temperate. The one which this Servant considers appropriate to use for our Master is the temperate one, and this is the description of the third in his own words. He said: There is another excellent compound which I have tried as an electuary and as pastilles and I added to it and deduced from it according to the individual temperament [of the patient]. It is very good for strengthening the heart. These are its basic ingredients: one and a half *dirham* each of pearl, yellow amber, and coral;[77] one *mithqāl*[78] and a *dāniq*[79] each of crushed[80] silk, and burned river crabs; five *dirham*s of oxtongue; two *dāniq*s of gold filings;[81] three *dirham*s each of seeds of *falanjamushk*,[82] sweet basil (*Ocimum basilicum*), and *badaranjūya*;[83]

---

76   For this treatise, which is also entitled *Fī aḥkām al-adwiya al-qalbīya*, see Ullmann, *Medizin im Islam*, pp. 155–156. The Latin translation by Arnald of Villanova is currently being edited by Michael McVaugh. It will be published together with an edition of the Arabic text by Gerrit Bos, as extant in MS Paris, BN, 5966, which is remarkably close to the Latin. Maimonides' quotation runs until the end of 26.

77   "coral" (*bussad*): *Bussad* is the Persian term and is often used as a synonym for *mardjān*, though, strictly speaking, it is the root of the coral as well as the subsoil to which it is stuck; see art. "mardjān," in *E.I.*², vol. 6, cols. 556a–b (Dietrich); Vullers, *Lexicon persico-latinum*, vol. 1, p. 241, s.v. "*bussad/busad, bissad/bisad*."

78   "*mithqāl*": I.e., 4.46 grams; cf. Hinz, *Islamische Maße und Gewichte*, p. 4.

79   "*dāniq*": I.e., 0.52–0.74 gram; cf. Ibn Sahl, *Dispensatorium Parvum*, ed. Kahl, p. 226.

80   "crushed": "raw" add. S.

81   S adds: "one *dirham* of pulverized jacinth."

82   "*falanjamushk*" (also *faranjamushk*): Type of basil or mint which is impossible to identify; Leclerc, trans., *Traité des simples* 1676, identifies it as *Ocimum pilosum*; Dietrich, ed. and trans., *Dioscurides Triumphans* 3.43 (vol. 2, p. 393), remarks that it is perhaps *Ocimum minimum* (bush basil); Kahl, ed., in Ibn Sahl, *Dispensatorium Parvum*, p. 247, identifies it as "musk of Ocimum pilosuum or Ocimum basilicum;" see also Maimonides, *Sharḥ asmāʾ al-ʿuqqār*, trans. Rosner: *Glossary of Drug Names*, 47 (p. 38). A synonym of *falanjamushk* is *al-rayḥān al-qaranfulī* (clove-like basil); cf. idem, *Medical Aphorisms* 21.75, ed. and trans. Bos, vol. 4, p. 125, or *ḥabaq qaranfulī*; cf. Ibn Janāḥ, *K. al-Talkhīṣ* 154, eds. and trans. Bos/Käs/Mensching/Lübke, forthcoming.

83   The common identification (cf. Maimonides, *Sharḥ asmāʾ al-ʿuqqār*, trans. Rosner:

جزء ويؤخذ من السكّر الطبرزد فيحلّ بماء التفّاح الحامض المعصور المصفّى ويطبخ حتّى يصير في قوام العسل ويطرح فيه أوراق من أوراق الأترجّ ويعجن الأدوية به. ويتعاهد هذا الدواء صاحب هذا العارض فإنّه دواء شريف لتقوية القلب من غير إسخان ويصلح للخفقان واختلاج القلب مع حرارة.

٢١. والدواء الثاني هو معجون الياقوت الذي ألّفه ابن سينا في مقالته المشهورة في الأدوية القلبية وذكر منه ثلث نسخ الواحد بارد والثاني حارّ والثالث معتدل. والذي يراه المملوك أن يستعمله منها مولانا هو المعتدل وهذه صفة الثالث بنصّ كلامه قال: تركيب آخر شريف جدًّا جرّبته معجونا وأقراصا وزدت ونقصت منه بحسب مزاج مزاج. فكان نفعه في تقوية القلب نفعا شديدا وهذه خميرته لؤلؤ كهرباء بسد من كلّ واحد درهم ونصف إبريسم مقرّض سرطان نهري محرق من كلّ واحد مثقال ودانق لسان الثور خمسة دراهم سحالة ذهب وزن دانقين بزر الفلنجمشك بزر الباذروج بزر البادرنجوية من

١ ويؤخذ: يؤخذ U = kl ‖ السكّر: الأبيض add. U = kl ٤ ابن: بن H ٥ ثلث: ثلاث U = kl ‖ أن: الذي add. U = kl ٦-٣.57 تركيب ... متساوين (٦٢): = S, fols. 35^a–37^a ٦ وأقراصا: مقرصا S ٧ في تقوية: وتقوية P ‖ القلب: للقلب P ‖ شديدا: عجيبا S ‖ وهذه: هي add. S ‖ خميرته: خميرتة U = kl يؤخذ add. S
٨ بسد: بسذ kl وبسد S ‖ إبريسم: ارسم ؟ H خام add. S ‖ سرطان: وسرطان S ٩ الثور: ثور P ‖ ذهب: الذهب P ‖ دانقين: ياقوت مسحوق وزن درهم add. S ‖ الفلنجمشك: om. P ‖ الباذروج: البادروج = kl U ‖ البادرنجوية: البادرنبوية P البادنجوية H beginning of N

Glossary of Drug Names 40 (pp. 32–33)) with lemon balm (*Melissa officinalis*) is wrong, according to Dietrich, ed. and trans., *Dioscurides Triumphans* 3.44 (vol. 2, p. 393); it is rather one of the species of *Ocimum*, a basilicum (*ḥabaq*); cf. Renaud/Colin, eds. and trans., *Tuḥfat al-aḥbāb* 72.

one *mithqāl* each of red and white behen,[84] Indian aloeswood (*Aquilaria agal-locha*), Armenian stone, washed lapis lazuli, mastic, cassia (*Cinnamomum cas-sia*), cinnamon, saffron (*Crocus sativus* and var.), cardamom (*Elettaria car-damomum*); large cardamom (i.e., black cardamom; *Amomum subulatum.*), and cubeb (*Piper cubeba*); two and a half *dirhams* of epithyme; three *dirhams* of French lavender (*Lavendula stoechas*); one *mithqāl* of zedoary (*Curcuma zedoaria*), and if it is not available, then instead of it two *mithqāls* of bitter gin-ger (*Zingiber zerumbet*); two *mithqāls* of Greek false leopard's bane (*Doronicum pardalianches*); five *dirhams* of endive seed; four[85] *dirhams* of cucumber seed; ten *dirhams* of manna;[86] four *dirhams* of red roses; two *mithqāls* of musk; one *mithqāl* of camphor (*Cinnamomum camphora*), one[87] *mithqāl* of ambergris; two *dirhams* each of nard, and Indian[88] malabathrum. These[89] are its essen-tial and basic ingredients. They can be made into pastilles or combined with honey; both of them can be prepared to suit [a patient] with a moderate tem-perament, but one should not change anything of it. It can also be prepared for someone with a hot bad temperament (dyscrasy) or for someone with a cold bad temperament (dyscrasy). As for the moderate [temperament], it should be left as it is. When one makes it into pastilles, each pastille should be of one *mithqāl*. The whole should be kneaded with three equal parts of honey. If one wants it to be fermented and then to be used, one should throw five *dirhams* of opium[90] into it, and the same amount of pulverized castoreum.[91] It should not be used except after at least six months, that is if one adds the opium and castoreum to it.

---

84   "behen": The identification of this plant is uncertain. It may refer to *Centaurea behen* (a knapweed) or to a plant of the *Limonium* genus (statices or sea lavenders); cf. ed. and trans., Dietrich, *Dioscurides Triumphans* 4.91 (vol. 2, p. 606); Maimonides, *Sharḥ asmāʾ al-ʿuqqār*, trans. Rosner: *Glossary of Drug Names* 50 (pp. 40–41).

85   "four": "five" S, fol. 35ᵇ.

86   "manna": I.e., the sugary concretions on certain desert plants, especially diverse species of *Astragalus* and *Atraphaxis* (see Maimonides, *Sharḥ asmāʾ al-ʿuqqār*, trans. Rosner: *Glos-sary of Drug Names* 386 (pp. 305–306).

87   "one *mithqāl* of ambergris; two *dirhams* each of nard, and Indian malabathrum": "two *dirhams* each of ambergris; nard, and Indian malabathrum" S.

88   "Indian malabathrum": Cf. Dietrich, ed. and trans., *Dioscurides Triumphans* 1.9 (vol. 2 pp. 95–96, n. 1); Kahl, ed. and trans., in Ibn Sahl, *Dispensatory*, p. 244, identifies the plant as "Indian laurel" (*Laurus malabathrum*).

89   "These are its essential and basic ingredients. They can be made into pastilles": "This is the essence. The dough can be made into troches" **bhf**.

90   "opium": "epithyme" P.

91   "castoreum": I.e., a desiccated excretion of the glands of the *Castor fiber*.

كلّ واحد وزن ثلثة دراهم بهمن أحمر بهمن أبيض عود هندي حجر أرمني حجر اللازورد مغسول مصطكى سليخة دارصيني زعفران هيل بوا قاقلّة كبيرة كبابة من كلّ واحد مثقال أفثيمون وزن درهمين ونصف أسطوخودس وزن ثلثة دراهم جدوار مثقال فإن لم يوجد فبدله زرنباد مثقالان درونج رومي مثقالين بزر الهندباء وزن خمسة دراهم بزر القثّاء وزن أربعة دراهم ترنجبين وزن عشرة دراهم ورد أحمر وزن أربعة دراهم مسك مثقالان كافور مثقال عنبر مثقال سنبل ساذج هندي من كلّ واحد وزن درهمين. فهذا هو الأصل والخمير. فقد يقرص وقد يجمع بالعسل وكلاهما قد يعمل بحسب المزاج المعتدل فلا يغيّر منه شيء وقد يعمل لمن به سوء مزاج حارّ ولمن به سوء مزاج بارد. أمّا للمعتدل فيترك على حاله ويجعل ما قرص منه كلّ قرص مثقال واحد وتعجن الجملة بثلثة أمثاله عسل. وإن أريد أن يخمّر ثمّ يستعمل فيجب أن يلقى فيه من الأفيون خمسة دراهم ومن الجندبادستر مسحوقا مثله ولا يستعمل إلا بعد ستّة أشهر أقلّه أعني إذا ألقي فيه الأفيون والجندبادستر.

١ ثلثة: ثلاثة N ‖ بهمن: وبهمن P ‖ أرمني: أرميني P ٢ سليخة: سليحة l ٣ أسطوخودس: أسطخدوس N أصطوخدس P أسطوخذس kl = U ‖ ثلثة: ثلاثة N ‖ جدوار: جداور N حداور P حدوار HU ‖ فإن: وإن N ‖ مثقالان: مثقالين NP ٤ درونج رومي مثقالين: om. P ‖ أربعة: خمسة S ٤–٥ ترنجبين وزن عشرة دراهم ورد أحمر وزن أربعة دراهم: kl = om. U ٥ مسك: H^1 ‖ مثقالان: مثقالين NP ‖ مثقال: om. S ٦ فقد: وقد NP ٧ مزاج حارّ ولمن به سوء: om. P ٨ أمّا للمعتدل فيترك: وأمّا المعتدل فقد يترك P ‖ وتعجن: ويعجن N ‖ بثلثة: بثلث NP ٩ يلقى: يعمل kl = U ‖ من: ما P ١٠ الأفيون: الأفيثمون P

22. For someone who is dominated by a hot bad temperament (dyscrasy), one should make the saffron and musk which one puts into it half a *mithqāl*, omit the epithyme and put instead of it five *dirham*s of fumitory (*Fumaria officinalis*), and four *dirham*s of senna of Mecca. One should throw in it ten *dirham*s of roses, eight *dirham*s of purslane seed, five *dirham*s of tabasheer, two *dirham*s of asphodel (*Asphodelus ramosus*) seed, and three *dirham*s of sandalwood. The other ingredients should stay as they are. It should be made into pastilles, and kneaded with honey, thoroughly skimmed of its foam.

23. For someone who is dominated by a cold bad temperament (dyscrasy), add to the [above] remedies one *dirham* each of nutmeg (*Myristica fragrans*) rind, citron peel, balsam (*Commiphora opobalsamum*) wood, ginger (*Zingiber officinale*) and pepper (*Piper nigrum*), and two *mithqāl*s of castoreum; the camphor should be restricted to half a *mithqāl*. Whoever[92] has a hot temperament should proceed to take half a draught of this with one *mithqāl* of tabasheer in apple rob.[93] If someone has a cold temperament, he should take a draught of it with two *ṭassūj*[94] of castoreum.

24. I have treated some(one) of those who follow the same course as kings for severe melancholy which tends towards mania, that is wild frenzy with this [remedy], and added to the temperate recipe one *dirham* of thoroughly pulverized jacinth, of exquisite pomegranate color, and he (they) benefited greatly from it after[95] despair.

25. As to the compound specific for those who have a hot temperament and are attacked by palpitation and weakness of the heart because of their hot bad temperament (dyscrasy), there is a compound with the following composition: five *dirham*s each of lettuce seed, seeds of melon (*Cucumis melo*), gourd[96] [pumpkin] seed, peeled cucumber seed; four *dirham*s of purslane seed; one *mithqāl* each of pearl, yellow amber, coral, burned river crab, and crushed silk,

---

92   "Whoever has a hot temperament should proceed": "For whoever has a hot temperament it is sufficient" P.

93   "rob": I.e., the thickened juice of ripe fruit obtained by evaporation of the juice over a fire until it has the consistency of a syrup and afterwards sometimes mixed with honey or sugar.

94   "*ṭassūj*": One *ṭassūj* is 0.18 gram; cf. Ibn Sahl, *Dispensatorium Parvum*, ed. Kahl, p. 227.

95   "after despair": "after [some] days" NP.

96   "gourd [pumpkin]": For different species, see Dietrich, ed. and trans., *Dioscurides Triumphans* 2.116 (vol. 2, p. 282); Maimonides, *Sharḥ asmā' al-'uqqār*, trans. Rosner: *Glossary of Drug Names* 332 (pp. 261–262).

٢٢. وأمّا من يغلب عليه سوء مزاج حارّ فيجب أن يجعل زعفرانه ومسكه نصف مثقال وينقص الأفثيمون ويجعل بدله خمسة دراهم شاهترج وأربعة دراهم سنا مكّي ويلقى فيه الورد وزن عشرة دراهم بزر بقلة الحمقاء ثمانية دراهم طباشير خمسة دراهم بزر الخنثى درهمان صندل ثلثة دراهم وتحفظ الأدوية الأخرى بحالها تقرص كما ذكرنا وتعجن بعسل منزوع الرغوة بالاستقصاء.

٢٣. وأمّا من يغلب عليه سوء مزاج بارد فيجب أن يزاد في الأدوية قشور جوز بوّا قشور الأترجّ عود البلسان زنجبيل فلفل من كلّ واحد وزن درهم جندبادستر مثقالان ويقتصر من الكافور على نصف مثقال. ويجري صاحب المزاج الحارّ أن يتناول نصف الشربة منه مع مثقال طباشير في ربّ التفّاح وصاحب المزاج البارد أن يتناول الشربة منه مع وزن طسّوجين جندبادستر.

٢٤. وقد عالجت بعض من يجري مجرى الملوك عن المالنخوليا صعب يضرب إلى المانيا وهو الجنون السبعي بهذا وزدت في النسخة المعتدلة وزن درهم ياقوت مستقصى السحق وكان رمّانيا نفيسا فانتفع به انتفاعا شديدا بعد اليأس.

٢٥. وأمّا التركيب الخاصّ بأصحاب الأمزجة الحارّة التي إنّما يصيبهم الخفقان وضعف القلب بسبب سوء مزاجهم الحارّ فمنه تركيب بهذه الصفة بزر الخسّ بزر البطّيخ بزر القرع بزر القثّاء مقشور من كلّ واحد وزن خمسة دراهم بزر البقلة الحمقاء وزن أربعة دراهم لؤلؤ بسد كهرباء سرطان نهري

---

١ فيجب: فينبغي N ‖ يجعل: يكون P ‖ وينقص: منه add. N ממנה add. b ٢ وأربعة: وأربع N ‖ وزن:
من N ٣ بقلة: البقلة P ‖ ثمانية: ثمينة U ‖ الخنثى: القثى N الحنى P الحبثى U = kl الحسّ corr. kl ‖ درهمان:
درهمين N ‖ ثلثة: ثلاثة N ‖ وتحفظ: تحفظ P ٤ تقرص: يقرص NU ٥ قشور: قشر om. N P
٦ البلسان: بلسان N ‖ مثقالان: مثقالين N ٧ ويجري: ويجزئ P ٨ طسّوجين: طسوحين HU طسوتين N
٩ المالنخوليا: الم om. N P ١٠ وزدت: وردت HU ‖ وزن: om. N ‖ السحق: للسحق U ١١ اليأس:
الأيّام P أيّام N ١٢ وأمّا: فأمّا P ‖ التركيب: التدبير N ‖ الأمزجة: الأمزاج HU ١٣ الحارّ: الحادث
P ‖ فمنه: منه P ١٤ البقلة: بقلة H ‖ وزن: من N ‖ بسد: بسذ kl

one *mithqāl* of the thickened juice of the olibanum[97] tree, and if that is not available, three *mithqāls* of the wood of the olibanum[98] tree; two *dirhams* each of Indian aloeswood, false leopard's bane, bitter ginger, and white behen; three[99] *dirhams* each of tabasheer and smaller cardamom; seven *dirhams* of red stalkless roses, dried in the shade; half a *mithqāl* of saffron; pulverized[100] camphor with a tenth of its weight of thoroughly[101] pulverized musk, and a sixth of ambergris,[102] one and a half *mithqāl* of the whole; five *mithqāls* of oxtongue. All of this should be made into pastilles as we have explained, and kneaded with rob of apple, rob of quince or rob of pomegranate in parts equal to the quantity in which it is kneaded.

26. There is also a juleb of the above; it should be prepared with oxtongue juice or an equal quantity of endive juice, a fourfold quantity of apple juice, twice the whole of rose water, and one sixth of the whole of crystalline sugar; it should be cooked gently until thickened. The juleb that is prepared with leaves of *badaranjūya* and cooked in rose water until it takes on its power, or with juice of [*badaranjūya*] put into rose water, one third to two thirds, is beneficial

---

97   "olibanum tree": The Arabic term *kdr* is read as *kudurr*, which is an alternative reading for *kundur*, cf. *WKAS* vol. 1, p. 83. **bhf** translate: "pandanus palm," reading the Arabic as: *kadar* = *kadā* or *kadhā*; cf. Dozy, *Supplément*, vol. 2, p. 43. Our reading follows that of S, fol. 36ᵇ; see also the extensive discussion in Maimonides, "*Medicinischer Schwanengesang*," ed. Kroner, pp. 100–101 (90–91).

98   "olibanum tree": "pandanus palm" **bhf**. See previous note.

99   "three *dirhams* each of tabasheer, and smaller cardamom": Om.**bhf**.

100   "pulverized": Om. U.

101   "thoroughly pulverized": Om. S, fol. 36ᵇ.

102   "ambergris": "thoroughly pounded" add. S, fol. 36ᵇ.

محرق إبريسم مقرّض من كلّ واحد مثقال ربّ الكدر مثقال فإن لم يوجد نخشب الكدر ثلثة مثاقيل عود هندي درونج زرنباد بهمن أبيض من كلّ واحد درهمين طباشير قاقلّة صغار من كلّ واحد ثلثة دراهم ورد أحمر منزوع الأقماع مجفّف في الظلّ وزن سبعة دراهم زعفران نصف مثقال كافور مسحوق مع عشره مسك مسحوق سحقا شديدا وسدسه عنبر من الجملة وزن مثقال ونصف لسان الثور خمسة مثاقيل يقرص جملة ذلك على ما بيّنّا ويعجن بربّ التفّاح وربّ السفرجل وربّ الرمّان أجزاء سوا بمقدار ما يعجنه.

٢٦. ومنه جلاب يتّخذ بعصارة لسان الثور مع مثله عصارة الهندباء وأربعة أمثاله عصارة التفّاح ومثل الجميع مرّتين ماء الورد وسدس ما اجتمع سكّر طبرزد ويطبخ بالرفق حتّى يتقوّم. والجلاب المتّخذ بورق البادرنجوية مطبوخا في ماء الورد حتّى يأخذ قوته أويلقى عصارته في ماء الورد ثلث وثلثين نافع

١ ربّ: بخشب P ‖ الكدر: الكادي P الكندر S ‖ نخشب: فمن S ‖ الكدر: الكادي P الكندر S ‖ ثلثة: ثلاثة P ٢ زرنباد: ورنبا U sine punctis وربما kl زرنباد corr. kl ‖ واحد: وزن add. U = kl ‖ صغار: صغيرة P ٣ مجفّف: يجفّف U = kl ‖ نصف: om. P ٤ مسحوق: om. bU = kl ‖ مسحوق: om. NSH ‖ عنبر: سحقا شديدا add. S ‖ وزن: om. NU = kl ٥ يقرص: يقرض U ‖ ويعجن: أويعجن U = kl والعجن NP ٨ ما: ماء kl ‖ يتقوّم: يتقاوم N ٩ البادرنجوية: البارذنبوية N البادرنبوية P = הבאדרנבויה b ‖ حتّى يأخذ قوته أويلقى عصارته في ماء الورد: om. U

to all those who have a weakness of the heart, especially if it contains oxtongue, which, if dry, should be cooked with it in rose water, and if fresh, should be mixed with its juice. If the temperament is extremely hot, reduce the juice of *badaranjūya* and increase the oxtongue juice; if not, both should be taken in equal quantities.

27. I should also mention a number of foods which one should regularly consume. The first is bread.[103] One[104] should be concerned about the quality of the flour and not make it from white flour (*ḥuwwārā*);[105] by that I mean that it should not be immersed in water as the custom goes, and it should [not][106] be sifted so thoroughly that nothing of the bran remains. It should be kneaded extremely well and it should be clearly salted and clearly raised. The loaves should be free of crumbs, and it should be baked in the circular earthen oven (excavated in the ground), or in a baking oven; the earthen oven is the best.

---

103   For the subject of bread, cf. Maimonides, *On the Regimen of Health* 1.12–13, ed. and trans. Bos, pp. 50–57; idem, *On Asthma* 3.1–2. ed. and trans. Bos, vol. 1, pp. 11–13; *Hilkhot Deʿot* 4.9–10, ed. and trans. Hyamson p. 51a.

104   "One should be concerned about the quality of the flour": "which is the goodness of the bread" **bhf**.

105   "white flour (*ḥuwwārā*)": Cf. Maimonides, *On the Regimen of Health* 1.13, ed. and trans. Bos, p. 54.

106   The emendation of the text is based on Maimonides' statements concerning the preparation of good bread in *On the Regimen of Health* and *On Asthma*. In *On the Regimen of Health* 1.12, ed. and trans. Bos, p. 52, he remarks: "The bread should be made of coarsely ground grain, I mean that it should not be peeled and that its bran should not be removed through sifting. It should be clearly raised and salted and well worked during kneading and baked in an oven. This is well prepared bread according to the physicians; it is the best of foods;" and in *On Asthma* 3.1–2, ed. and trans. Bos, vol. 1, pp. 11–12: "Galen has explained that every kind of food prepared from wheat flour that has been thoroughly sifted is thick and sticky and digests slowly, but [it] is very nutritious. Its harm is only eliminated when flour is used that is not sifted as much, when the leaven is [still] recognizable in the bread, [when] the bread is well salted and the dough well kneaded, when it is baked in a *tannūr*, and when it is well done. Any bread [prepared] in this way is better than that prepared from [whole] grains. After bread baked in a *tannūr* comes bread baked in a *furn*; and next in excellence after flour which is not sifted as much comes flour prepared from wheat which has neither been soaked in water nor peeled. Instead, the flour is sifted lightly so that not all the bran is removed, and it should be well ground." Contrary to **bhf**, who translate: "should not be sifted thoroughly" without further comment, Leibowitz/Marcus, eds., in Maimonides, *On the Causes of Some Symptoms*, pp. 28, 113, do not emend the text, but explain the contradiction between this text and other statements by Maimonides as the result of a change of mind.

لجميع من به ضعف القلب خصوصا إن كان معه لسان الثور. أمّا اليابس فيطبخ معه في ماء الورد وأمّا الرطب فيمزج بعصارته. فإن كان المزاج شديد الحرارة قلّل من عصارة البادرنجوية وزيد في عصارة لسان الثور وإلا أخذا متساوين.

٢٧. وينبغي أيضا أن أذكر أعداد الأغذية التي تتناول دائما. فأوّلها الخبز يعنى بجودة القمح ولا يعمل حوّارى أعني لا يغمس في الماء كما جرت العادة لكن يبالغ في نخله حتّى لا يبقى فيه شيء من النخالة ويبالغ في عجنه ويكون ظاهر الملح ظاهر الخمير وتكون الأرغفة عادمة اللباب ويخبز في التنّور أو في الفرن والتنّور أفضل.

---

١ وأمّا: فأمّا om. U P ٢ المزاج: المزج U ‖ البادرنجوية: البادرنبوية P البادر N ٣ وإلا أخذا: والأجزاء NP ואם לא חלקים b ٤ أعداد: أعواد P ‖ تتناول: يتناول kl ‖ يعنى: om. P ٥ يبقى: يبق P ٦ عادمة: عدمة P

28. The meat:[107] One should always intend that the meat [which one eats] is that of chickens[108] or young chickens and one should always drink their broth, for this kind of bird has the specific property of improving the corrupt[109] humors, whatever the corruption may be, and especially the melancholic humors, so much so that the physicians have mentioned that chicken broth is beneficial for elephantiasis.[110] Of this species, one should neither take the too old which has attained two years, nor the too young, in which mucus is predominant; neither the too lean, nor those that have been force-fed, but rather those that are fat [by nature] and not stall-fed. The manner of their management is the following: the chickens and young chickens that are ready to fly should be let loose in a spacious chicken[111] coop in which there is no dunghill or dirt and which should be tended with cleanliness and constant sweeping. The food which they eat should be given to them in the beginning of the day in vessels; it should be barley meal kneaded in fresh milk, and if dried figs are chopped and mixed with it, it is [even] better.[112] Food should be given to them only in an amount that fills their crops. Water should be given to them. After some hours, one should scatter wheat before them, that has been soaked in water for hours. At the end of the day, one should give them once again barley meal and chopped figs kneaded with milk. In chickens and young chickens thus managed, one finds the white and delicious suet, which is cocted very quickly and greatly moistens the temperament and brings it into balance. These things have been verified and their usefulness is clear. If one is fed up with the constant consumption of one and the same variety, there is no harm in taking francolin or *ṭayhūj*[113] on some days. As for the turtledove, there is dryness in it, although it has the wonderful specific property of sharpening the mind. Similarly, I do

---

107   For an extensive discussion of the different kinds of meat, cf. Maimonides *On Asthma* 3.4–7, ed. and trans. Bos, vol. 1, pp. 14–16; see also idem, *On the Regimen of Health* 1.12, 14, ed. and trans. Bos, pp. 50–53, 56–59; Levinger, "Maimonides' on Forbidden Food."

108   "chickens or young chickens": "hens or roosters" **bhf** (cf. second anonymous Hebrew translation); Kroner, ed., in Maimonides, "Medicinischer Schwanengesang," p. 66 (77), translates: "Hähnchen oder Junghühner."

109   "corrupt": "melancholic" P.

110   Cf. Ibn Zuhr, *K. al-Aghdhiya*, ed. and trans. García Sánchez, p. 15: "The meat of chicken has a specific property, namely if one takes its broth in *tafāyā* (a compound meat dish) it brings the temperament into balance, and therefore let someone showing symptoms of elephantiasis drink it."

111   "chicken coop": "ruins" **bhf**.

112   Dried figs are recommended by Galen to improve the quality of the liver of pigs and other animals, cf. *De alimentorum facultatibus* 3.11, 20, ed. Helmreich, p. 343, l. 22–p. 344, l. 4; p. 358, ll. 14–18; trans. Grant: "On the Powers of Foods," pp. 162, 172.

113   "*ṭayhūj*": A kind of partridge; cf. Freytag, *Lexicon Arabico-Latinum*, vol. 3, 75: "Mas pulli

٢٨. اللحم: يقصد أبدا أن يكون اللحم لحم دجاج أو فراريج ويشرب أمراقها دائما لأنّ هذا الطير له خصوصية في إصلاح الأخلاط الفاسدة أيّ فساد كان وبخاصّة الأخلاط السوداوية حتّى أنّ الأطبّاء ذكروا أنّ أمراق الدجاج تنفع من الجذام ولا يؤخذ من هذا النوع لا كبيرة التي أتت عليه سنتين ولا صغيرة الذي المخاطية عليه غالبة ولا الهزل منه ولا الذي يسمن بالتلقيم بل السمين منه الذي لم يعلف. وصورة تدبيره هكذا يطلق الدجاج والفراريج الناهضة في خزانة متّسعة لا يكون فيها مزبلة ولا مرثة ويفتقد بالتنظيف والكنس الدائم ويلقى لها الطعام الذي تأكله في أوائل النهار في أواني وهو دقيق شعير معجون بلبن حليب وإن قطع التين اليابس وخلط معه كان أفضل. ولا يجعل لها من الطعام إلا قدر ملو حواصلها فقط ويجعل لها ماء وبعد ساعات يبذر لها قمح منقوع بالماء ساعات وفي آخر النهار يقدم لها أيضا دقيق شعير وتين مقطّع معجون بلبن. فالدجاج والفراريج التي تدبّر هكذا تجد شحمها أبيض لذيذ وينضج في أسرع وقت ويرطّب المزاج جدّا ويعدّله. قد صحّت هذه الأشياء وبان نفعها. وإن سئم مداومة نوع واحد فلا بأس أن يؤخذ في بعض الأيّام عوضا منها درّاج أو طيهوج. أمّا اليمام ففيه يبس وإن كان له خصوصية عجيبة في تذكية الذهن وكذلك الحجل لا أرى لمولانا به لكونه

١ لحم: om. P ‖ ويشرب: وتشرب N ‖ دائما: H^1 ٢ الفاسدة أيّ فساد كان وبخاصّة الأخلاط: om. P
٣ أنّ أمراق الدجاج تنفع من الجذام: فإنّه في أمراق الدجاج منع الجذام U^1 ‖ التي: الذي N ‖ عليه: عليها
corr. kl N ٤ سنتين: سنتان P ‖ الذي: التي U = kl ‖ المخاطية: المخاطرة P ‖ عليه: عليها U = kl ‖ منه:
السمنة N المنه UH = kl السمنة corr. kl ‖ منه: om. U = kl ٥ خزانة: خرابة HU בחרבה b ٦ مرثة: مرثا
N ‖ أواني: أوان kl ٧ شعير: الشعير N ٩ التي تدبّر: الذي دبر N ‖ تجد: نجد U = kl ١٠ لذيذ: لذيذا P
١١ سئم: ساه N سإم corr. kl ‖ بعض: H^1 ‖ درّاج: دوراج N

perdicis" (male partridge); Stephenson, ed. and trans., in al-Qazwīnī, *Zoological Section of the Nuzhatu-l-Qulūb*, p. 78, n. 1: "According to al-Damīrī it is a certain bird resembling a small (red-legged) partridge;" cf. al-Damīrī, *K. Ḥayāt al-ḥayawān al-kubrā*, vol. 2, p. 670; trans. Jayakar, vol. 2, p. 257; cf. Maimonides, *On Asthma* 3.4, ed. and trans. Bos, vol. 1, p. 14; idem, *On Poisons* 66, ed. and trans. Bos, p. 43; *On the Regimen of Health* 1.12, ed. and trans. Bos, pp. 50–51; *Medical Aphorisms* 20.58, ed. and trans. Bos, vol. 4, pp. 83–84. The Galenic Greek term for *ṭayhūj* is πέρδιξ (Galen, *De methodo medendi* 8.2, ed. Kühn, vol. 10, p. 549). Maimonides' medieval translators identified *ṭayhūj* with the partridge, with various birds belonging to the family of grouses, and more, specifically with the wood grouse (cf. Levinger, "Maimonides on Forbidden Food," pp. 202–203).

not recommend partridge, because it causes constipation. If the spirit craves for meat of land animals, it should be that of a suckling kid. If sometimes meat of sheep cannot be avoided, one should take lamb that is not yet one year old, but is close to it. One should especially take the front part of the meat; it should not be exceedingly fat, but from grazing animals. One should not take anything of these, unless one is fed up with chickens and young chickens.

29. Wine:[114] One should provide oneself with the white colored one, as far as possible. It should be fine in consistency and good in taste. If there is a little astringency in it, it is not harmful providing it has a good aroma and is one year old or approximately so. One should beware of [wine] that is deep red, or of a thick consistency, or of altered aroma, or old and very bitter. One should not approach any of these kinds at all.

30. Dishes: One should always intend that the dishes are sweet in taste and that they contain little sourness or nothing at all. I will mention a number of dishes so that our Master may select from them according[115] to the [different] times [of the year], since our Master knows the powers of most of these foods and a physician is always at hand to assist in this matter. The first of these is chickens or young chickens, boiled or stewed or steamed, or cooked with fresh coriander, or with some fresh fennel (*Foeniculum vulgare*) cast into the water in which it is cooked. These dishes are appropriate for the wintertime. Those cooked in water to which lemon juice, or the acidic inner part of the lemon, or compounded[116] lemon is added, are suitable in the summertime. Those prepared with almonds, sugar, lemon juice and wine are suitable at any time [of the year]. Those prepared with raisins, almonds and a little bit of vinegar are good at any time [of the year]. Those prepared with *isfīdabāj*,[117] beet (*Beta*

---

114   For the subject of wine, cf. Maimonides *On the Regimen of Health* 4.16, ed. and trans. Bos, pp. 126–129; idem, *On Asthma* 7.1–2, ed. and trans. Bos, vol. 1, pp. 32–33, and esp. p. 129.

115   "according to the [different] times [of the year]": "for each and every occasion" **bhf**.

116   "compounded lemon": I.e., the product of a lemon tree grafted upon a citron tree; cf. Maimonides, *Sharḥ asmāʾ al-ʿuqqār*, trans. Rosner: *Glossary of Drug Names*, 1 (pp. 5–6); Ibn al-Bayṭār, *Al-Jāmiʿ li-mufradāt al-adwiya wa-l-aghdhiya*, vol. 2, p. 397; trans. Leclerc: *Traité des simples* 2054.

117   "*isfīdabāj*": Cf. Vullers, *Lexicon persico-latinum*, vol. 1, p. 92, s.v. "*ispidba*": "cibi genus ex carne, cepis, butyro, oleo, apio et coriandro paratum" (a kind of dish prepared from meat, onions, butter, oil, parsley and coriander); cf. Nasrallah, trans., *Annals of the Caliphs' Kitchens*, glossary p. 608: "white stew praised as a balanced dish fit for all." For some recipes, see ibid., ch. 59 (pp. 282–284) (= Ibn Sayyār al-Warrāq, *K. al-ṭabīkh*, eds. Öhrnberg/Mroueh, pp. 159–160); see also the anonymous cookbook entitled *Kanz al-fawāʾid fī tanwīʿ al-mawāʾid*, eds. Marín/Waines, no. 92, s.v. "*al-isbīdabāj*"; Marín, "Beyond Taste",

يمسك الطبع. وإن تاقت النفس للحم المواشي فيكون لحم جدي رضيع وإن لم يكن بدّ من لحم الضأن في بعض الأوقات فيؤخذ من الخراف ما لم يكمل له حول لكنه قاربه ويؤخذ من اللحم المقدّم خاصّة ولا يكون مفرط السمن بل من الراعية ولا يؤخذ شيء من هذه إلا إذا ملّت الدجاج والفراريج.

٢٩. الشراب. يستعدّ منه الأبيض اللون ما أمكن الرقيق القوام الطيّب الطعم وإن كان فيه قبض يسير فلا بأس بالطيّب الرائحة الذي أتى عليه عام واحد أو قاربه ويحذر الشديد الحمرة أو الغليظ القوام أو المغيّر الرائحة أو القديم الشديد المرارة. لا يقرب شيء من هذه الأنواع بوجه.

٣٠. الألوان. يمال إلى كون الألوان حلوة المطعم أو يكون فيها حموضة يسيرة أو ساذجة وهأنا أذكر عدّة ألوان ليختار مولانا من ذلك بحسب وقت وقت إذ مولانا قد علم قوى أكثر الأطعمة ولا ينقطع من بين يديه طبيب يستعان به. أوّلها الدجاج أو الفراريج المسلوقة وأيضا المغمومة وأيضا المعرّقة وأيضا المطبوخة بكزبرة خضراء وأيضا التي يلقى في سليقها رازيانج أخضر وهذا اللون يوافق زمان الشتاء. وأيضا التي يلقى في سليقها ماء ليموا أو حمّاض أترجّ أو ليموا مراكب وهذه تصلح لزمان الصيف وأيضا المعمولة بلوز وسكّر وماء ليموا وخمر وهذه تصلح في كلّ زمان وأيضا المعمولة بزبيب ولوز ويسير

---

١ تاقت: ناقت N ‖ يكن: يكون N ٢ حول: حولا HNU = kl ‖ اللحم: لحم NU = kl ٣ شيء: شيئا HNPU ٤ الأبيض: بالأبيض H ٥ فلا: ولا U = kl فلا corr. kl ‖ بالطيّب: الطيّب U = kl باللهيب P الطيّب H^1 ‖ الرائحة: H^1 ‖ الذي: التي N ‖ أتى: يأتي P ‖ أو قاربه: وقاربه U = kl ‖ أو الغليظ: والغليظ P الغليظ N ٦ شيء: شيئا N ٧ حموضة: حمضة HNU ‖ وهأنا: وها أنا N ٨ ألوان: الألوان kl = NU ‖ ليختار: يختار P ‖ وقت وقت: الوقت N وقت ووقت P ‖ قوى: om. U = kl ٩ طبيب: طبيبا N ‖ المسلوقة: المصلوقة U = kl المسلوقة corr. kl ١٠ بكزبرة: بكزبه U بكزبرة خضراء: بالكزبرة الخضراء NP ١١ ليموا: الليموا NU الليمو kl ‖ أترجّ: أترنج N ‖ ليموا: ليمو kl ‖ مراكب: مركب N مراكبي P ‖ وهذه تصلح: وهذا يصلح P ١٢ وماء ليموا وخمر: وماء ليمو أو خمر kl ١٢–63.1 ويسير خلّ: يسير P

---

pp. 207–208; Arberry, trans. "Baghdad Cookery-Book," p. 55; Perry, "Isfīdhabāj, Blancmanger and no Almonds", pp. 263–266; idem, "Description of Familiar Foods", pp. 340–341. This dish is also recommended in Maimonides, *On Asthma* 4.1, ed. and trans. Bos, vol. 1, p. 19, and in idem, *On Hemorrhoids* 3.1, ed. and trans. Bos, p. 12, and especially pp. 185–186, n. 90. **bhf** add: "in the summertime".

vulgaris) or lettuce, or those prepared with cucurbit or spinach, or purple ama-
ranth (*Amaranthus blitum*), or plums,[118] which the people of Syria-Palestine
call *khawkh*,[119] are all good in the summer. But it is absolutely necessary to spice
them with cinnamon bark (of *Cinnamomum ceylanicum*), mastic and nard to
prevent them from harming the stomach. Also [good are] those [dishes] pre-
pared with tamarind and sugar, and those prepared with purslane seed and
sugar, but they should not be used except in the summer. Also [good are] those
prepared with rose preserves, but they are better in the winter. [Also benefi-
cial are] those prepared with pistachio and sugar, but they should have a little
lemon juice added to it.

31. A dish eaten in cold weather should not be free from the good wine[120]
described above. The meat should be roasted in it if it is a cooked dish, or
it should be added to the boiled food, if it is a boiled dish. Likewise, when
the weather is hot one should add to all the dishes during cooking twenty
*dirham*s of wine and five *dirham*s of rose water. If the dishes are [to be] sour,
one should add twenty [*dirham*s] of the wine, five [*dirham*s] of rose water, and
five [*dirham*s] of lemon juice. If the meat [one wants to roast] is chicken, it
should be roasted on a spit as is customary, and continuously basted during
the roasting with wine and lemon juice or wine alone.

32. If the soul craves for roast meat of land animals, it should be the suckling
kid, basted with wine and a little saffron during the roasting. If[121] one wants to
add a little saffron to every meal that one prepares, one should do so, because
it is an exhilarating[122] cardiac remedy. But one should not take too much of it
because it has the specific property of quieting the appetite for food. This is
what this Servant now presents on the dishes of food which suit our Master,
may his days be prolonged.

---

118   "plums": "prunes" **bhf**.

119   "*khawkh*": This term commonly designates the peach, but in Syria it is used for plum since
        the term *ijjāṣ*, which normally denotes the peach, is used for pear; cf. Freytag, *Lexicon
        Arabico-Latinum*, vol. 1, p. 15; Dozy, *Supplément*, vol. 1, pp. 410–411.

120   "wine": "drink" **bhf**.

121   "If one wants to add a little saffron to every meal that one prepares, one should do so": "To
        each meal a little saffron should be added" **bhf**.

122   "exhilarating": The Arabic term *mufriḥ* is also used as a general technical term for a cardiac
        remedy.

خلّ وهذه جيّدة في كلّ وقت وأيضا المعمولة بإسفيدباج بسلق أو بخسّ وأيضا المعمولة بيقطين أو إسفاناخ أو بيربوز أو بإجّاص وهو الذي يسمّونه أهل الشأم الخوخ كلّ هذه جيّدة في الصيف. ولا بدّ من تطييبها بقرفة ومصطكى وسنبل لمنع إضرارها بالمعدة. وأيضا المعمولة بالتمر هندي والسكّر وأيضا المعمولة ببزر الرجلة والسكّر وهذه لا تستعمل إلا في الصيف وأيضا المعمولة بالورد المربّا وهذه في الشتاء أجود وأيضا المعمولة بفستق وسكّر وينبغي أن يضاف إليها يسير ماء ليموا.

٣١. وينبغي أن لا يخلو لون طعام يؤكل في برد الهواء من الشراب الطيّب المتقدّم صفته يقلى به اللحم إن كان لونا مطبوخا أو يلقى في السليق إن كان لونا مسلوقا. وكذلك الألوان في حرّ الهواء كلّها يلقى فيها في حال الطبخ قدر عشرين درهما من الشراب وخمسة دراهم ماء ورد وإن كانت ألوان حامضة فيكون من الشراب عشرين ومن ماء الورد خمسة ومن ماء الليموا خمسة. وأيضا الشواء إن كانت دجاج فمشوية على السفّود على العادة وتسقى دائما في حال شيّها بالشراب وماء الليموا أو بالشراب وحده.

٣٢. وإن تاقت النفس لشواء لحم المواشي فيكون الجدي الرضيع بعد دهانه إذا توسّط الشيّ بالشراب ويسير زعفران وكلّ طعام يتهيّأ إن يجعل فيه يسير زعفران يجعل لأنّه دواء قلبي مفرح ولا يكثر منه لأنّ له خصوصية في إسقاط شهوة الطعام. فهذا ما حضّر المملوك الآن من ألوان الطعام التي تصلح لمولانا دامت أيّامه.

---

١ وهذه: كلّ هذه P ‖ بإسفيدباج: اسفيدباج HPU ‖ بسلق: يسلق U = kl بسلق corr. kl ٢ إسفاناخ: بالاسفاناخ P ‖ بيربوز: يربوز U = kl ‖ الخوخ: خوخ NP ٣ تطييبها: تطيبها HPU = kl ‖ بقرفة: تفرقة U ‖ المعمولة: بالورد المربا add. and del. H ‖ هندي: الهندي NP ٤ المربّا: مربّا U ٥ ليموا: ليمو kl ٦ يخلو: يحلو U ‖ الهواء: الهوى U = kl ‖ يقلى: يغلى P ٧ لونا مطبوخا: لون مطبوخ N ‖ السليق: السلق NP ‖ الهواء: الهوى U = kl ٨ درهما: درهم N ‖ ألوان: الألوان NP ٩ عشرين: درهما add. NP ‖ ماء الورد: الماء ورد P ‖ خمسة: دراهم add. P ‖ الشواء: الشوي U الشوى kl ١٠ فمشوية: مشوية N ‖ شيّها: شويها P ‖ الليموا: الليمو lk ١٠–١١ أو بالشراب وحده: om. NP ١٢ تاقت: ثاقت U ‖ بعد دهانه: بعد ده ايام N ١٣ يجعل: om. U = kl ‖ مفرح: يفرح NP ١٤ لأنّ: لأنّه NP ‖ حضّر: حصر U ‖ من: في N

33. Galen, and those who preceded him among the physicians, mentioned a drink which they name in their language "hydromel;"[123] they used to prepare it from bees' honey and thin white wine,[124] as they used to prepare oxymel from vinegar and honey. But [their] successors, as they prepared oxymel from sugar and vinegar, prepared hydromel from sugar and wine. This is a most excellent drink, beneficial in strengthening the stomach and the heart, improving the digestion and dilating the soul. It eases the egress of the two[125] superfluities with good effect. I have tested it, and so have others, several times.

34. The description of its preparation is: Take five Egyptian *raṭls*[126] of sugar, cook it as syrups are cooked, take the foam [away from it], and [continue cooking] it until it assumes a good consistency. Then cast into it one Egyptian *raṭl* of the[127] wine described before, and thicken it into a syrup with the consistency of syrup of roses. This Servant has only mentioned this syrup along with the foods because it is similar to them. It should always be taken daily at the beginning of the day, in wintertime in hot water and in the summertime in cold water. One should take three or four ounces at a time, because this drink is not like the drink of oxymel and other similar drinks, because these drinks are medicines requiring apportioning and discernment regarding the [person] for whom they are good. This drink is an excellent nutriment because the sugar by itself is [already] a nutriment even if it has some medicinal effect. Similarly, the

123 "'hydromel'": I.e., Greek: ὑδρόμελι; cf. Galen, *De sanitate tuenda* 4.6, ed. Koch p. 121, l. 14; trans. Green, p. 166. This drink, normally prepared from honey and water, is also called μελίκρατον; cf. idem, *De alimentorum facultatibus* 3.38, ed. Helmreich, p. 381, l. 5; trans. Grant: "On the Powers of Foods," p. 187. As to Galen's predecessors, cf. Hippocrates, *Regimen in Acute Diseases* 56, trans. Jones, pp. 110–111. See also Maimonides, *On the Causes of Some Symptoms*, eds. Leibowits/Marcus, p. 125.

124 For Maimonides' statement, that the ancients prepared hydromel from honey and thin white wine, cf. his *Medical Aphorisms* 23.106, ed. and trans. Bos, vol. 5, pp. 69–70: "The least nourishing of all types of wine is that whose color is white and whose consistency is thin and that is similar to water. Such a kind of wine is [similar to water that is] suitable and fit for preparing honeywater which is called 'hydromel' from it. *De alimentorum facultatibus* 3;" and Galen, *De alimentorum facultatibus* 3.38, ed. Helmreich, p. 383, ll. 7–9: ἁπάντων δ' ἥκιστα τρέφουσιν οἱ λευκοὶ μὲν τῇ χρόᾳ, λεπτοὶ δὲ τῇ συστάσει, παραπλήσιοί πως ὄντες ὕδασι τοῖς εἰς τὸ καλούμενον ὑδρόμηλον ἐπιτηδείοις; trans. Grant: "On the Powers of Foods," pp. 188–189: "The least nourishing of all are wines that are white in colour, but thin in consistency and almost resembling the water that is needed for what is called honey-water (i.e., hydromel)."

125 "two superfluities": I.e., feces and urine.

126 The weight of the *raṭl* is varying according to region and period; from the twelfth century, its general weight in Egypt is 450 grams; see Hinz, *Islamische Maße und Gewichte*, pp. 28–33, esp. p. 29.

127 "the wine described before": "good wine" **bhf**. Cf. section 29 above.

٣٣. وقد ذكر جالينوس ومن تقدّمه من الأطبّاء شرابا يسمّونه بلغتهم ادرومالي وكانوا يعملونه من عسل نحل وخمر بيضاء رقيقة كما كانوا يعملون السكنجبين من خلّ وعسل. وأما المتأخّرون فكما عملوا السكنجبين من سكّر وخلّ كذلك عملوا الادرومالي من سكّر وخمر وهذا شراب فاضل جدّا نافع لتقوية المعدة والقلب وتحسين الهضم وبسط النفس ويعين على خروج الفضلتين معونة حسنة. جرّبنا ذلك وجرّبه غيرنا عدّة دفوع.

٣٤. وصفة عمله أن يؤخذ من السكّر خمسة أرطال مصرية ويطبخ كما يطبخ الأشربة وتؤخذ رغوته ويؤخذ له قوام جيّد وبعد ذلك يلقى عليه رطلا واحدا بالمصري من الخمر الموصوفة ويعقد شرابا في قوام شراب الورد. وإنّما ذكر المملوك هذا الشراب مع الأطعمة لأنّه يجري مجراها. يؤخذ دائما كلّ يوم في أوائل النهار في زمان الشتاء بماء حارّ وفي زمان الصيف بماء بارد ويؤخذ منه الثلث أواقي والأربعة دفعة لأنّ هذا الشراب ليس هو كشراب السكنجبين وغيره من أمثاله لأنّ تلك الأشربة أدوية تحتاج إلى تقدير وإلى تمييز من يصلح له وهذا الشراب غذاء فاضل لأنّ السكّر بمفرده غذاء وإن

١ يسمّونه: يسمّونهم U ‖ ادرومالي: ادروميلي P ٢ نحل: النحل N ‖ يعملون: يعملوا NP ‖ وأما: فأما P ٣ نافع: om. NP ٤ معونة: بمعونة U = kl ٥ دفوع: دفع P ٦ وصفة عمله: وصفته P ‖ يطبخ: تطبخ NP ‖ وتؤخذ: وتنزع P = ומסירין b ٨ دائما: في add. NP ٩ أواقي: أواق NPU ١٠ والأربعة: أو أربعة P

wine is an excellent nutriment, without any doubt. The most wonderful thing about it is, they say, that it is not harmful for those[128] with a hot [temperament]. The reason for this is that its basic ingredients are familiar good nutriments. This is the measure of what this Servant considered proper to present before mentioning the [concrete] arrangement of the regimen.

35. Chapter: On the arrangement of the regimen for our Master according to his complaints, may God remove his pains and lengthen his days. There is no doubt that this treatise will reach our Master at the approach of winter, and therefore he thought it proper to start with the sort of regimen he should follow in cold weather. This Servant hopes that, if our Master perseveres in this regimen, his health will return to normal very soon, God, Who is exalted, willing. This Servant does not know the habits of our Master when he is healthy, whether he eats once a day or whether he eats breakfast and supper.[129] Therefore, he will mention a regimen appropriate for both conditions.

36. I say that one should always try to awaken from sleep at sunrise or a little before that, and at that time one should take two or three ounces of the hydromel drink. He should then wait one hour and then go riding. He should ride leisurely without stopping and then gradually quicken the pace until the members [of his body] are warmed and [his] respiration changes. Then he should dismount and rest until none of the changes caused by the exercise remain on the skin of the body and in the respiration. After that, he should feed himself with one of the dishes mentioned above, and take a little of the astringent fruits, as has been said,[130] or pistachio kernels and raisins, or a little of dry sweatmeats or a little rose preserves, all this according to what he is now used to. Then he should recline to sleep, and a singer should sing [while playing on a stringed instrument], raise his voice and[131] sing at a high pitch for an hour, then lower his voice gradually and lower [the sound of the stringed

---

128   "those with a hot [temperament]": "the choleric" **bhf.**

129   Cf. Maimonides, *On Asthma* 6.1, ed. and trans. Bos, vol. 1, p. 29: "People have different habits concerning this (i.e., the times of the consumption of food). Most of them eat in the morning and evening, some people eat three times a day (or according to the Hebrew translation by Shatibi: three times in two days), and some once a day. I do not know the habit of my honorable Master in this regard;" see also idem, *Medical Aphorisms* 17.19, ed. and trans. Bos, vol. 4, pp. 25–26: "The first thing to consider regarding anyone's regimen of health is the calculation of the times of nourishment, whether you should let him eat once or twice [a day], depending on his temperament. Some bilious persons should eat three times [a day]. Be extremely careful that one does not suffer from constipation, but that one's stools tend slightly towards softness. *De sanitate tuenda* 6."

130   See section 11 above.

131   "and sing at a high pitch for an hour": "and continue his melodies for an hour" **bhf.**

كانت فيه دوائية يسيرة. وكذلك الخمر غذاء فاضل بلا شكّ وأعجب ما فيه قالوا إنّه لا يضرّ بالمحرورين وما علّة ذلك إلا كون بسائطه أغذية جيّدة مألوفة. فهذا قدر ما رأى المملوك تقدمته قبل ذكر ترتيب التدبير.

٣٥. فصل. في ترتيب التدبير لمولانا بحسب ما شكاه أزال الله آلامه وأدام أيّامه ولا شكّ أنّ هذه المقالة تصل مولانا في استقبال زمان الشتاء فلذلك رأى المملوك أن يبتدئ بصورة التدبير الذي يتدبّر به في برد الهواء. والمملوك يرجوا أنّ مولانا إذا داوم هذا التدبير رجعت صحّته لمعتادها في أسرع وقت إن شاء الله تعالى. والمملوك لا يعلم عادة مولانا في حال الصحّة هل يغتذي مرّة واحدة أو يتغدّى ويتعشّى فلذلك يذكر التدبير بحسب الحالين جميعا.

٣٦. فأقول يقصد أن يكون الانتباه من النوم أبدا مع طلوع الشمس أو قبل ذلك بقليل ويؤخذ حينئذ من شراب ادرومالي أوقيتين أو ثلاث ويصبر بعد ذلك ساعة ويركب ولا يزال يركب برفق ويتدرّج في إسراع الحركة حتّى تسخن الأعضاء ويتغيّر النفس فينزل حينئذ ويسكن حتّى لا يبقى في ملمسة الجسم والتنفّس شيء ممّا غيّرته الرياضة وبعد ذلك يغتذي بأحد الألوان المتقدّم ذكرها ويأخذ شيئا من الفاكهة القابضة كما قد قيل أو حبّات فستق وزبيب ويسير من الحلواء اليابسة أو يسير ورد مربّا كلّ ذلك بحسب ما ألفه الآن ثمّ يتّكئ للنوم ويغنّي المغنّي بالوتر ويرفع صوته ويحدّ نغماته ساعة ثمّ يخفض المغنّي صوته على تدريج ويرخي أوتاره ويلين نغمته حتّى يستغرق في النوم فيقطع لأنّ قد ذكر

١ دوائية: دواية HPU دوائية يسيرة: دوائيا يسيرا N ٤ في ترتيب التدبير لمولانا بحسب ما شكاه أزال الله آلامه وأدام أيّامه: H^{1} ‖ ترتيب: تدبير U ترتيب U^{1} ‖ لمولانا بحسب ما شكاه: بحسب شكاه مولانا P بحسب ما شكاه مولانا N כפי מה שקבל אדוננו b ٥ زمان: om. bNP ‖ فلذلك: ولذلك N ٦ الهواء: الهوي U ‖ يرجوا: يرجو U ‖ صحّته: الصحّة N ٧ والمملوك: لأنّ المملوك P ‖ يغتذي: يغتدي U = kl ٨ جميعا: om. bNP ٩ حينئذ: حين ذلك U ١٠ يركب: om. P ١١ إسراع: إسرع N ‖ الحركة: الحركات U = kl ‖ فينزل: فيترك U = kl ‖ ملمسة: ملمس P ١٢ والتنفّس: والنفس U ‖ شيء: شيئا N ١٣ قد: H^{1} ‖ الحلواء: الحلوة NP ١٤ يتّكئ: تتّكئ U = kl ‖ ويحدّ: ويجد U = kl ‖ ساعة: om. NP ١٥ صوته: نغماته P ‖ ويلين نغمته: .om NP ‖ حتّى: إلى أن NP

instrument] and soften his melody until he falls into a deep sleep, whereupon he should stop. Physicians and philosophers have stated that sleep in this manner, when the melody of the [stringed instrument] induces sleep, endows the soul with a good moral habitude, dilates it greatly, and thereby improves its management of the body. When he wakes up, let him spend the rest of the day with reading whatever he wishes or by being in the company of someone whose company he prefers.[132] This is the best, I mean the company of someone whose company he prefers because of his virtues or because of the delight of seeing him or because of the lightness of his mind. All these dilate the soul and expel evil thoughts from it.[133]

37. But if he is used to take another meal for supper, he should take fifty *dirham*s of the wine[134] described above, mixed with ten *dirham*s of rose water and twenty *dirham*s of oxtongue; this should be taken little by little until the time for supper arrives. Then he should wait for half an hour until the wine has left the stomach, and then eat supper as is his custom, from one of the dishes mentioned above. Then the singer should attend and entertain him with songs for two hours after the meal. Then he should recline and tell the singer to lower [the sound] of the [stringed instrument] and his melodies until he falls into a deep sleep. Then the singing should be stopped, as it was done in the daytime.

38. If there is no supper, and he does not take a second meal after that taken during the day, he should mix the wine according to the aforementioned ratio. He should continue taking it little by little, while [listening to the sound of the stringed instrument], until it is time to go to sleep, either after two hours of the night or three or four, as long as it pleases him to stay up. There is no need for him to pay attention to the quantity of the aforementioned[135] mixed wine,[136] if

---

132   Cf. Maimonides, *Eight Chapters*, ed. and trans. Gorfinkle, p. 70: "Similarly, one who suffers from melancholia may rid himself of it by listening to singing and all kinds of instrumental music ...;" idem, *On the Regimen of Health* 2.11, ed. and trans. Bos, pp. 82–83: "One should never neglect ... to strengthen the animal faculty with musical instruments, by telling the patient joyful stories that dilate his soul and chest, by telling him tales that divert him and make him laugh, and by the presence of someone who dilates his soul by his company;" see also, Shiloah, "Jewish and Muslim Traditions," esp. p. 72. It should be noted, that Maimonides, from a moral point of view, supported the rabbinic proscription of music merely intended to amuse the people in his famous responsum on music (cf. Maimonides, *Teshuvot ha-Rambam*, ed. Blau, vol. 2, pp. 398–400; Cohen, "Responsum of Maimonides Concerning Music," pp. 15–20).

133   Cf. Maimonides, *On the Regimen of Health*, introduction, ed. and trans. Bos, pp. 34–35: "He also mentioned that some times [my Lord] is affected by depression, evil thoughts, loneliness, and foreboding of death."

134   "wine": "drink" **bhf**.

135   "aforementioned": Om. **bhf**.

136   "wine": "drink" **bhf**.

الأطبّاء والفلاسفة أنّ النوم على هذه الصفة حتّى تكون نغم الأوتار هي التي تنوّم تكسب النفس خلقا حسنا وتبسطها جدّا ويحسن بذلك تدبيرها للجسد فإذا انتبه تشاغل بعد ذلك بقية نهاره بما شاء من قراءة أو محاضرة من يؤثر محاضرته. وهذا هو الأولى أعني محاضرة من يؤثر محاضرته إمّا لفضيلته وإمّا للالتذاذ برؤيته وإمّا لاستخفاف عقله فإنّ جميع ذلك يبسط النفس وينفي عنها سوء الفكرة.

٣٧. فإن كان العادة جارية بتناول غذاء آخر للعشاء فيؤخذ قدر خمسين درهما من الشراب الموصوف ممزوج بعشرة دراهم ماء ورد وعشرين درهما لسان ثور ويؤخذ ذلك قليلا بعد قليل حتّى يحين وقت العشاء فيصبر قدر نصف ساعة حتّى يخرج الشراب عن المعدة ويتعشّى على معتاده بأحد الألوان المذكورة. ثمّ يحضر المغنّي ويشاغله بالأغاني ساعتين بعد الأكل ويتّكئ ويأمر المغنّي أن يرقّق أوتاره وألحانه حتّى ينام ويستغرق ويقطع التلحين كما فعل بالنهار.

٣٨. وإن كان ليس ثمّ عشاء ولا يتناول غذاء ثانيا بعد ما يتناول بالنهار فيمزج الشراب على النسبة المتقدّمة ولا يزال يتناول منه قليلا بعد قليل والأوتار تعمل حتّى يحين النوم إمّا بعد ساعتين من الليل أو ثلاث أو أربعة بحسب ما يلذّ له المقام ولا يبالي عن مقدار ما يتناوله من الشراب الممزوج

---

١ تكون: تكن N ٢ وتبسطها: ويبسطها kl = U || للجسد: إلى الجسد N || فإذا: وإذا NP ٤ للالتذاذ: لالتذاذ NU || برؤيته: om. NP || عنها: عليها P علتها kl ٥ فإن: وإن NP || للعشاء: العشاء N || درهما: درهم N ٦ درهما: ماء add. U = kl || ثور: الثور NP || قليلا: قليل NU ٧ بأحد: بأخذ PU = kl ٨ ويشاغله: ويشغله N ٩ التلحين: للحين NP מיד b ١٠ وإن كان ليس ثمّ عشاء ولا يتناول غذاء ثانيا بعد ما يتناول بالنهار: ditt. H om. NP ١١ ولا: لا H || قليلا: قليل U ١٢ ثلاث: ثلاثة N || أربعة: أربع P

he does not eat supper. Even if he takes two hundred or three hundred *dirhams* of it, or a little bit more than that on winter nights, it is good and has a moistening effect on the body. If it is his habit that he takes nothing after the wine[137] for dessert but a few roasted pistachio kernels with lemon juice or salt, or some lemon peel preserved in sugar, or roasted myrtle (*Myrtus communis*) seed, or roasted coriander, it is the best. If it is his habit to take some food with the wine, the best thing to take is young chickens roasted on the spit. These should be those young chickens that were fed with what we mentioned, [namely] with barley meal, milk, figs, and grains of wheat. Let no one suppose that taking lemon peel preserved in sugar heats the temperament because lemon peel is intermediate between the hot and the cold; it is a cardiac remedy, and one should rely upon taking it for[138] dessert. If this would be his very regimen from tomorrow upon awakening from sleep, he should not change anything from it during the cold season.

39. He should examine his condition upon arising from sleep. If he is thirsty, drinking oxymel of roses is preferable to drinking hydromel. If[139] there is a little bit of uncocted matter in the [urine] flask, drinking oxymel of raisins is preferable. If there is overfilling of the stomach, taking ten *dirhams* of rose preserves and four *dirhams* of that *iṭrīful*[140] is preferable. If[141] his stools are retained or are hard as a stone,[142] he should take less wine during the night, or give up supper, if he has a habit of eating supper. He should take a laxative

---

137   "wine": "drink" **bhf.**

138   "for dessert": Om. **bhf.**

139   "If there is a little bit of uncocted matter in the [urine] flask": Uncocted, i.e., raw, unripened matter in the urine indicates certain illnesses and thus requires a change in diet; cf. Maimonides, *Medical Aphorisms* 6.30, ed. and trans. Bos, vol. 2, p. 7: "The superfluity in each part of the body indicates its condition. When it is cocted, it indicates that it is healthy; and when it is not cocted, it indicates that it is ill. The urine indicates the coction in the vessels, the excrements indicate the coction in the abdomen, and the sputum indicates the coction in the respiratory organs. *De crisibus* 1." For an extensive treatment of the different conditions of the urine, cf. ibid. 1.5 (vol. pp. 71–76).

140   Cf. section 19 above.

141   "If ... that are beneficial [in that regard]": Om. **bhf.**

142   Cf. Maimonides, *On the Regimen of Health*, introduction, ed. and trans. Bos, pp. 34–35: "The messenger who brought the high command related that my Lord complained that his stools are most of the time so dry and hard that it is almost impossible to excrete them except with effort."

كما ذكر إذا لم يتعشّ ولو تناول منه مائتين درهما أو ثلث مائة درهما أو أكثر من ذلك قليلا في ليالي الشتاء لكان ذلك جيّدا ومرطّبا للجسم. فإن كان جرت العادة بأن لا يتناول شيئا على الشراب إلا بتنقّل يسير بحبّات فستق محمّص بماء ليموا أو ملح أو بيسير قشر أترجّ مربّا بسكّر أو بحبّ آس محمّص أو كزبرة محمّصة فذلك هو الأولى. وإن كان جرت العادة بتناول شيء من الطعام على الشراب فأجود ما يتناوله فراريج مشوية على سفّود وتكون تلك الفراريج التي علفت بما ذكرنا بدقيق شعير ولبن وتين وحبوب القمح. ولا يظنّ ظان أنّ التنقّل بقشر الأترجّ المربّا بالسكّر يحمي المزاج لأنّ قشر الأترجّ معتدل بين الحارّ والبارد وهو دواء قلبي فليعتمد التنقّل به. فإذا كان من الغدّ عند الإنتباه من النوم يدبّر هذا التدبير بعينه لا يغيّر منه شيئا طول زمان برد الهواء

٣٩. ويفتقد الحال عند القيام من النوم فإن وجد عطش كان شرب السكنجبين الوردي أولى من شرب ادرومالي وإن وجد في القارورة فجاجة يسيرة كان شرب السكنجبين الزبيبي أولى وإن وجد في المعدة امتلاء كان تناول عشرة دراهم من الورد المربّا وأربعة دراهم من ذلك الإطريفل أولى. فإن انعاق الطبع أو تحجّر فيقلّل في ما يتناول من الشراب بالليل أو يحذف العشاء إن كان جرت

١ يتعشّ: ينعم NP ‖ ثلث: ثلاث P ‖ درهما: om. P ٢ جرت: جرات N ‖ شيئا: شيء H ‖ إلا: om. NP
٣ بتنقّل: ينتقل NP ‖ بيسير: يسير P ٤ جرت: جرات N ‖ شيء: شيئا N ٥ وتكون: ويكون kl = U من
kl = add. U ٦ ولا: ولان kl = U ‖ المربّا بالسكّر يحمي المزاج لأنّ قشر الأترجّ: kl = om. NU ٨ لا:
ولا NP ‖ شيئا: شيء NP ‖ زمان: الزمان N ‖ برد: بدل N ‖ الهواء: الهوي U الهوء kl ٩ القيام: الانتباه
N ‖ شرب: شراب N ١٠ شرب: شراب HN ‖ ادرومالي: ادروميلي P ‖ وإن: فإن P ‖ شرب: شراب N
١١ المربّا: المربة N ‖ وأربعة دراهم: وليعلم kl = U ‖ ذلك: ذاك om. NP

when it has cooled down and on such a day no physical exercise should be done.[143] We have explained in the third chapter of that treatise[144] and in these chapters all those ingredients that should be used for softening [the stools]. The attending physician should at all times give advice regarding those [remedies] that are beneficial [in that regard].

40. On the day on which he intends to take a bath,[145] he should first take the drink as [mentioned] above, and reduce the vigor of the exercise and shorten its duration. He should take a bath immediately after the exercise, then leave the bath and drink a brew[146] prepared with pomegranate seeds, sugar, many spices, and hot choice spices such as clove (*Caryophyllus aromaticus*) and mace,[147] or syrup of roses and sorrel with oxtongue juice, or the syrup which we have compounded and mentioned in the third chapter of that treatise.[148] He should sleep immediately after the bath. Galen said: I have never seen anything more effective in cocting what needs to be cocted[149] and in dissolving what can be dissolved than sleep after the bath. Upon awakening, he may take food and occupy himself the rest of the day and an hour of the night with what we mentioned. When the food begins to leave the stomach, he should begin to take that mixed wine, little by little. And the singer should sing until he falls into a deep sleep in the manner described. He should have no supper at all that night. But if he is used to have supper, he should postpone the meal[150] until after arising from the sleep that follows the bath.

---

143   In *On the Regimen of Health* 3.2, ed. and trans. Bos, pp. 88–89, Maimonides states that if one takes a laxative in the morning one should not eat thereafter until six hours of the day have passed.

144   I.e., *On the Regimen of Health*.

145   On the subject of bathing, cf. Maimonides, *On the Regimen of Health* 4.17, ed. and trans. Bos, pp. 128–131, idem, *On Asthma* 10.2–4, ed. and trans. Bos, pp. 52–53; *Hilkhot De'ot* 4.16–17, trans. Hyamson, pp. 51b–52a; *Medical Aphorisms* 19, ed. and trans. Bos, pp. 45–60. See also Bos, "Maimonides on the Preservation of Health," pp. 231–233.

146   In *On the Regimen of Health* 4.20, ed. and trans. Bos, pp. 132–135, Maimonides remarks: "Similarly, drinking a brew prepared with pomegranate seeds and sugar spiced with musk, agalwood, and clove after the bath is not harmful."

147   "mace": I.e., the false aril of the nut of the nutmeg tree (*Myristica fragrans*).

148   I.e., *On the Regimen of Health*.

149   Cf. Galen, *De sanitate tuenda* 4.4, ed. Koch, p. 114, ll. 8–10: εὖ εἰδότας, ὡς οὐδὲν οὕτω πέττει μὲν τὰ πεφθῆναι δυνάμενα, διαφορεῖ δὲ τοὺς μοχθηροὺς χυμοὺς ὡς ὁ μετὰ τὸ βαλανεῖον ὕπνος; trans. Green: "well recognizing that nothing equally digests everything that can be digested and dispels the troublesome fluids as well as sleep after a bath;" Maimonides, *On Asthma* 10.3–4, ed. and trans. Bos, p. 52; idem, *On the Regimen of Health* 4.19, ed. and trans. Bos, pp. 132–133; Bos, "Maimonides on the Preservation of Health," p. 232. This statement is quoted by Aldabi, *Shevilei Emunah*, p. 97.

150   "meal": "breakfast" bhf.

العادة بالعشاء. ويؤخذ الشيء الملين باردا ولا يرتاض في ذلك النهار. وقد بيّنّا في الفصل الثالث من تلك المقالة وفي هذه الفصول كلّما ينبغي التليين به والطبيب الحاضر يشير في كلّ وقت بما يصلح من تلك الأشياء.

٤٠. وأمّا اليوم الذي يعوّل فيه على الحمّام فليشرب الشراب في أوّله كما تقدّم ويقلّل في قوة الرياضة ويقصر مدّتها ويدخل الحمّام بأثر الرياضة ويخرج من الحمّام ويتناول من الفقّاع المعمول بحبّ رمّان وسكّر وطيب كثير وأطراف طيب حارّة كالقرنفل والبسباسة أو يتناول شراب ورد وحمّاض بماء لسان ثور أو الشراب الذي ركّبناه وذكرناه في الفصل الثالث من تلك المقالة وينام بأثر الحمّام. قال جالينوس: لم أر شيئا أبلغ في إنضاج ما يحتاج إلى إنضاج وتحليل ما تهيّأ للتحليل من النوم بعقب الحمّام. فإذا انتبه تناول الغذاء وتشاغل بقية نهاره وساعة من الليل بما ذكرنا. فإذا أخذ الطعام في الخروج عن المعدة يأخذ في تناول ذلك الشراب الممزوج قليلا بعد قليل والمغنّي يغنّي حتّى يستغرق في النوم على تلك الصورة. وليس في تلك الليلة عشاء بوجه. ولو جرت العادة بالعشاء لتأخّر الغذاء الى بعد القيام من النوم بعد الحمّام.

---

٢ كلّما: كلّها U ‖ يصلح: يعلم P ٤ الذي: التي N ‖ فيه: به N ‖ فليشرب: فيشرب U ‖ قوة: قلة U
٥ بحبّ: من حبّ NP ‖ رمّان: الرمّان P ريحان N ٦ وحمّاض: حمّاض U ٧ أو الشراب: والشراب NP ‖ ركّبناه: ركّبنا U ركّبناه و-: om. N ‖ قال: وقال U ٨ أر: أرا N ‖ إنضاج: إنضاجه P ٩ وتشاغل: أو وتشاغل P أو تشاغل N ١١ الليلة: om. U

41. Regarding the time he intends to have sexual intercourse,[151] there are two periods, either after the digestion of the food once he has taken that small quantity of wine before supper or late at night. The crux of the matter is that this activity should not take place when one is hungry and has an empty stomach, nor when the stomach is filled with food.[152] The same applies to the drinking[153] of wine. He should not drink it as long as the food in the stomach has not been digested because it (i.e., the wine) will keep it uncocted and will expel it before it has been cocted, nor when the stomach is empty and in need of food, for then it heats the temperament and causes headache and burns the humors. Rather, [it should be taken] when the food begins to be digested.

42. On every Friday morning he should take one *mithqāl* of that temperate electuary which is made with jacinth,[154]—and he should not exercise on that day—or with the *iṭrīful* [mentioned above],[155] or with one of the recipes of the musk medicaments which are mentioned in the *Qānūn*.[156] He should not, under any circumstances, take an electuary in which there is any castoreum. Castoreum should be omitted from any musk remedy that our Master takes.[157] This is the regimen for the time [of the year] in which the weather is cold.

43. In the hot season one should not awake from sleep except after one hour of the day and take the syrup of oxymel of roses and raisins,[158] and the syrup that we mentioned in the third chapter of that treatise.[159] He should exercise when the weather is cold and feed himself with dishes tending towards coldness. He should sleep for a long time after listening to the [stringed instrument] of which we spoke earlier. He should only take a little of that mixed drink. He

---

151   On sexual intercourse, cf. Maimonides, *On Coitus*, ed. and trans. Bos; idem, *On the Regimen of Health* 4.15, ed. and trans. Bos, pp. 124–127; *On Asthma* 10.8–9, ed. and trans. Bos, vol. 1, pp. 55–58; *Hilkhot Deʿot* 4.19, trans. Hyamson, p. 52a. For an extensive discussion of this subject, see Bos, "Maimonides on the Preservation of Health," pp. 229–231; Harvey, "Sex and Health in Maimonides."

152   Cf. Maimonides, *On Asthma* 10.9, ed. and trans. Bos, vol. 1, p. 57: "One should also not carry out this activity when one is hungry, nor when one is satiated, but when the food has left the stomach and before hunger has set in." See also idem, *Medical Aphorisms* 17.8, ed. and trans. Bos, vol. 4, pp. 21–22.

153   "drinking of wine": "drink" bhf.

154   Cf. section 24 above.

155   Cf. section 19 above.

156   Cf. Ibn Sīnā, *K. al-Qānūn fī l-ṭibb*, vol. 3, pp. 325–326.

157   Castoreum features in several of the musk electuaries recommended by Ibn Sīnā, ibid.

158   Cf. Maimonides, *On the Regimen of Health* 3.4–5, ed. and trans. Bos, pp. 90–93.

159   Maimonides probably has one of the drinks in mind, mentioned in ibid. 3.6–7 (pp. 92–97).

٤١. وأمّا الوقت الذي يعوّل فيه على الجماع فله وقتين إمّا عند انهضام الطعام بعد تناول ذلك القدر اليسير من الشراب قبل العشاء أو آخر الليل. ملاك الأمر أن لا يقع هذا الفعل لا على جوع وخلو معدة ولا على امتلاء المعدة بالطعام وكذلك شرب الشراب لا يشرب والطعام في المعدة لم ينهضم لأنّه يفجّجه ويخرجه قبل نضجه ولا والمعدة خالية محتاجة إلى تناول الغذاء لأنّه جينئذ يحمي المزاج ويصدع ويشيّط الأخلاط بل عند أخذ الطعام في الانهضام.

٤٢. وفي كلّ جمعة يتناول باكرا مثقالا واحدا من ذلك المعجون المعتدل المعمول بالياقوت ولا يرتاض ذلك النهار أو من ذلك الإطريفل أو من إحدى النسخ المذكورة في القانون من أدوية المسك. ولا سبيل لتناول معجون يكون فيه شيء من الجندبادستر بوجه بل يحذف الجندبادستر من كلّ دواء مسك يتناوله مولانا. هذا تدبير الزمان الذي يكون الهواء فيه باردا.

٤٣. وأمّا في زمان الحرّ فلا ينبه من النوم إلا بعد ساعة من النهار ويتناول من الأشربة السكنجبين الوردي والزبيبي والشراب الذي ذكرناه في الفصل الثالث من تلك المقالة. ويرتاض في برودة الهواء ويغتذي بالألوان المائلة الى البرد وينام طويلا من سماع الأوتار كما تقدّم ولا يتناول من ذلك الشراب

١ وقتين: وقتان P ٢ ملاك: ملال kl = U ‖ أن: om. NP ٣ المعدة: معدة P ٤ ولا: om. N ‖ والمعدة: المعدة P ‖ الغذاء: غذاء P ٥ ويشيّط: ويشوط N ويشيط ؟ N[1] ٨ يحذف: يحدف kl = U ‖ الجندبادستر: جندبادستر N ٩ مسك: مسكر kl ‖ هذا: هو add. N ١٠ الحرّ: الحارّ N ‖ ينبه: ينتبه NP ‖ من: om. kl
١١ الهواء: الهوي U ١٢ البرد: برد P ‖ طويلا: طويل P طويلا من سماع: سبيلا على سمع N

should not stay awake at night and reduce sexual intercourse from what he is used to in winter. He should take the cool musk remedy we have mentioned instead of the temperate jacinth remedy. If he likes to drink some wine,[160] let [him do so] at the end of the day, so that he will take the measure of it that we mentioned,[161] and sleep at the beginning of the night or at the end of its second hour. It is good for him to take the cool jacinth remedy. The brew that he drinks after the bath should be of tamarind, sugar, musk, and some camphor. Softening of the stools, when needed, [should be done] by an infusion of rhubarb and tamarind as we mentioned in the third chapter of that treatise,[162] as well as with the syrup that we have compounded.[163]

44. If the heat increases, it is unavoidable to take [a compound with] barley groats, which is prepared every day, when one gets up one hour before the exercise instead of the aforementioned drinks. Or take it at bedtime and sleep on it, instead of the stomach being occupied with [the digestion of] foods or beverages. Its composition according to the needs of our Master is as follows: Take forty *dirham*s of peeled barley, six months after it is harvested; four *dirham*s each of crushed fumitory seed, crushed endive seed, and oxtongue; two *dirham*s of crushed Iraqi poppy seed; one *dirham* of oily[164] white sandalwood; a quarter of a *dirham* of nard; half a *dirham* of dill (*Anethum graveolens*) flowers; three *dirham*s of fragrant[165] olive oil from the Maghreb or Syria-Palestine, yellow of color and free from bitter taste. Put all these all at one time into an earthen pot, pour one thousand *dirham*s of water into the pot, and place it on a charcoal fire until half of the water has evaporated. Then pour into it six *dirham*s of wine vinegar. Its cooking is completed when less than a quarter of it remains, and its color appears red. Then filter it, and add to the filtrate half a *dirham* of salt. It should be taken alone without a drink. An hour after it is taken, one should lick one spoonful of lemon syrup.

45. Our Master should be very strict concerning this [prescription]; he should keep it in mind and turn its use into a regular habit, because it resists the dryness of the melancholic humor, brings the disordered[166] humors into balance, removes their burning, thickens those vapors that arise to the heart

---

160   "some wine": "one of the drinks" **bhf**.
161   Cf. section 2 above.
162   Cf. Maimonides, *On the Regimen of Health* 3.2, ed. and trans. Bos, pp. 86–87.
163   Ibid, pp. 88–89.
164   "oily": "moist" **bhf**.
165   "fragrant": Om. **bhf**.
166   "disordered": "inflamed" **bhf**.

الممزوج إلا قليلا جدّا ولا يسهر بالليل ويقلّل الجماع من معتاد الشتاء ويتناول دواء المسك البارد الذي ذكرناه عوضا من تناول دواء الياقوت المعتدل. وإن آثر شرب شيء من الشراب فليكن في آخر النهار حتّى يأخذ منه القدر المذكور وينام في أوّل الليل أو في آخر الساعة الثانية منه وإن أخذ من دواء الياقوت البارد كان ذلك جيّدا. ويكون الفقّاع الذي يشربه بعد الحمّام بتمر هندي وسكّر ومسك وكافور يسير وتليين الطبع إذا أحتيج إليه بنقيع الراوند والتمر هندي كما ذكرنا في الفصل الثالث من تلك المقالة وكذلك الشراب الذي ركّبناه.

٤٤. وإذا اشتدّ الحرّ فلا بدّ من تناول كشك الشعير المدبّر في كلّ يوم عند القيام من النوم قبل الرياضة بساعة عوضا من الأشربة المذكورة أو يتناول عند النوم وينام عليه عوضا ممّا يشغل المعدة به من غذاء أو شراب. وصفته بحسب ما يحتاج إليه مولانا هكذا يؤخذ من الشعير المقشور منذ حصد ستّة أشهر أربعين درهما بزر شاهترج مرضوض وبزر هندباء مرضوض ولسان ثور من كلّ واحد أربعة دراهم بزر خشخاش عراقي مرضوض درهمين صندل أبيض دهن مرضوض درهم سنبل ربع درهم زهر شبثّ نصف درهم زيت طيّب مغربي أو شامي أصفر اللون سالم من مرارة الطعم ثلثة دراهم يلقى جميع ذلك دفعة واحدة في قدر ويلقى على هذا القدر من الماء ألف درهم ويرفع على نار فحم حتّى يذهب نصف الماء وحينئذ يلقى عليه ستّة دراهم خل خمر ويتمّ طبخه إلى أن يبقى منه دون الربع ويرى لونه أحمر فحينئذ يصفّى ويلقى في صفوه نصف درهم ملح ويتناول وحده دون شراب وبعد شربه بساعة يلعق ملعقة شراب ليموا.

٤٥. وينبغي لمولانا أن يعنى بهذا جدّا ويقصده ويدمن اعتياده لأنّه يقاوم يبس الخلط السوداوي ويعدّل الأخلاط المنحرفة ويزيل احتراقها ويغلّظ تلك الأبخرة المترقّية للقلب والدماغ ويمنع من

---

١ قليلا: قليل P ‖ المسك: المسكر kl = U ٢ تناول: يتناول U ‖ فليكن: فليكون N ٣ في: om. P ‖ أو: .om N ٤ البارد: om. P ‖ جيّدا: جيّدة N ‖ ومسك: مسك kl ٥ إذا: إن P ‖ هندي: الهندي N ٦ وكذلك: وكذا kl = U ‖ ركّبناه: ذكرناه P ٧ الحرّ: الحارّ P ١٠ مرضوض: مرضض N ١١ درهمين: درهمان N ١٢ ثلثة: ثلث N ١٣ واحدة: واحد N ‖ في قدر: om. NP ‖ فحم: الفحم N ١٤ دون: وزن P ١٥ صفوه: صفه N ١٥–١٦ وبعد شربه: om. NP ١٦ ليموا: ليمو kl ١٧ يبس: يسير P ١٨ المنحرفة: المنحرقة U ‖ المترقّية: المتراقية P

and brain, prevents their ascent, cools the temperament through bringing it into balance and improves the condition of all that of which our Master complains. For Hippocrates states amongst[167] all the virtues which he enumerates of barley groats that it conveys what should be conveyed to where it should be [conveyed].[168] Our Master should not neglect to take it regularly in the summer in any manner, unless he suffers from constipation or acidity in the stomach, or flatulence is produced in the hypochondria. For then our Master should not take it.

46. This Servant knows that because of the excellence of the intellect of our Master and the soundness of his perception, he is capable of adhering to a regimen as is proper according to that preceding treatise and these chapters, and all the more so if there is at hand someone who can guide him and help him by his knowledge and familiarity with the Art.

47. God—Who is exalted—is Witness and He is a sufficient Witness that it was the highest hope of this minor servant to attend to the service of his Master with his body and speech, not with paper and pen. However his fundamental bad temperament and weak natural constitution, even when he was young, how much more so in his old age, stood between him and many pleasures. With pleasures I mean nothing else but good deeds, the greatest and highest of which is to attend to the service of Our Master. But God be thanked for all that occurs generally in the universal existing things and in the particular existing things, namely in every single individual, according to His will which follows His wisdom, the depth of which man cannot fathom.[169] Praise be to God, always, in any circumstance, whatever turn events may take.

48. Our Master should not criticize his minor Servant for what he mentioned in this his treatise about the use of wine and song, both of which the religious law abhors, because this Servant has not commanded that this should be done, but has mentioned what his Art requires.[170] The lawgivers know, as well as the

---

167   "amongst all the virtues which he enumerates of barley groats": "in summation of his enumeration of the virtues of the barley *kashk*" bhf.

168   I.e., assists in cleansing the body; cf. Hippocrates, *Regimen in Acute Diseases* 10–27, trans. Jones, pp. 70–85; idem, *Regimen* 2.40, trans. Jones, pp. 306–311. bhf translate: "that it delivers what ought to be to what must be," which is interpreted by Leibowitz/Marcus, eds. in Maimonides, *On the Causes of Some Symptoms*, p. 150, as "that it supplements deficiencies or corrects dyscrasias."

169   Maimonides held that God's providence covers existing things that are non-human only as far as they are universal, i.e., their species, whereas in human beings his providence covers every single individual; cf. *Dalālat al-ḥāʾirīn (The Guide of the Perplexed)* 3. 17.

170   For Maimonides' attitude towards music, see above section 36. As to wine, see *On Asthma* 7.1, ed. and trans. Bos, vol. 1, esp. p. 129, n. 1–2, 5; *On the Regimen of Health* 1.19, ed. and trans. Bos, pp. 62–63.

ترقّيها ويبرّد المزاج باعتدال ويحسن الحال في كلّ ما يشكوه مولانا لأنّ أبقراط يقول في جملة ما عدّه من فضائل كشك الشعير أنّه يوصل ما ينبغي إلى ما ينبغي ولا يغفل مولانا تعاهده في زمان الصيف بوجه إلا أن كان الطبع محتبس أو حمض في المعدة أو أحدث نفخة في تحت الشراسيف فإنّه حينئذ لا ينبغي لمولانا تناوله.

٤٦. والمملوك يعلم أنّ بجودة ذهن مولانا وبحسن تصوّره يقدر أن يدبّر نفسه كما ينبغي من تلك المقالة المتقدّمة ومن هذه الفصول فكيف إذا كان بين يديه من يسترشد بعلمه أو يسترفد بأنسته بالصناعة.

٤٧. والله تعالى الشاهد وكفى به شهيدا لقد كان أعظم آمال المملوك الأصغر أن يباشر خدمة مولاه بجسمه وكلامه لا بقرطاسه وقلمه لكن سوء مزاجه الأصلي وضعف بنيته الطبيعية ولو في حال الشبوبية ناهيك في حال الهرم حجبت بينه وبين لذّات كثيرة. لا أقول لذّات بل خيرات أعظمها وأسناها مباشرة خدمة مولانا. فالله المشكور على كلّ الحالات التي تجري كلّياتها في كلّيات الموجودات وجزئياتها في شخص شخص بحسب مشيئته التابعة لحكمته التي لا يدرك الإنسان كنهها. والحمد لله دائما على كلّ حال كيف تقلّبت الأحوال.

٤٨. ولا ينتقد مولانا على مملوكه الأصغر ما ذكره في مقالته هذه من استعمال الشراب والأغاني التي يكره الشرع كلاهما لأنّ المملوك لم يأمر بأن يفعل ذلك وإنّما ذكر ما تقتضيه صناعته. وقد علم المتشرّعون

---

١ المزاج: om. N ‖ أبقراط: بقراط NP ‖ ما عدّه: عدّة U = kl ما مدح P ٣ حمض: مخض (؟) N ‖ في: om. P ٥ وبحسن: وحسن NP ‖ أن: om. P ٦ بأنسته: بأنسه U ٨ مولاه: مولانا UP ٨–١٠ بجسمه ... وأسناها: P^1 ٩ لا: ولا U ١٠ فالله: والله NP ١٠–١١ في كلّيات الموجودات: om. P ١١ لحكمته: بحكمته U ‖ كنهها: كونها N ١٤ لأنّ: ان U = kl ‖ يأمر: يأمن U

physicians, that wine can be beneficial for men. The physician, inasmuch as he is a physician, must give information about the form[171] of the beneficial regimen, no matter whether it is forbidden or permitted, while the patient has the option to act [accordingly] or not. If the physician refrains from prescribing all that is beneficial, whether it is forbidden or permitted, he acts dishonestly, and does not give [true] counsel. It is known that the religious law commands what is beneficial and forbids whatever is harmful in the next world, while the physician gives information about what benefits the body and[172] about what is harmful to it in this world. The difference between the commandments of the religious law and the counsels of medicine is that the religious law commands adherence to what is useful for[173] one's lifespan[174] and compels it, and forbids that which harms one's lifespan and punishes for it, while medicine [merely] recommends what is beneficial and warns against what is harmful, but does not enforce it nor punish for it. Rather, it leaves the matter to the patient in the form of an advice; he has the choice.

49. The reason for this is clear. In medicine the harm of what is harmful and the benefit of what is beneficial are immediate and tangible and there is no need for coercion and punishment. However, the harm and benefit of religious commandmends and prohibitions cannot be clearly distinguished in this world. Rather, the ignorant sometimes imagines that all that is said to be harmful does not harm, and all that is said to be beneficial does not benefit, because he cannot see these things as he can those that are tangible. Therefore, the religious law compels one to do good and punishes for evil, as good and evil can only be ascertained in the next world. All this is out[175] of beneficence towards us and favor upon us and compassion with us because of our ignorance and mercy with us because of the weakness of our understanding. This is the measure of what this Servant thought proper to present to him who holds him in bondage. May God perpetuate his days; the judgment of our Master is supreme and perfect.

---

171   "form": "conduct" bhf.

172   "and about what": "and warns against" bhf; cf. NP.

173   "for one's lifespan": "in the next world" bhf.

174   "lifespan" (ajal): For this term and the question whether one's lifespan is fixed beforehand or not, cf. Maimonides, Teshuvat ha-Rambam bi-She'elat ha-Qets ha-qatsuv la-Ḥayyim, ed. Schwarz; trans. Weil: Über die Lebensdauer (Epistle on the Length of Life). Davidson, Moses Maimonides, pp. 470–475, doubts the authenticity of this work.

175   "out of": Om. bhf.

كما علم الأطبّاء أنّ الخمر فيها منافع للناس ويلزم الطبيب من حيث هو طبيب أن يخبر بصورة التدبير النافع كان ذلك حراما أو حلالا والمريض مخيّر أن يفعل أو لا يفعل وإن سكت الطبيب عن وصف كلّ ما ينفع كان حراما أو حلالا فقد غشّ ولم يبذل النصيحة. وقد علم أنّ الشرع يأمر بما ينفع وينهى عمّا يضرّ في الدار الأخرى والطبيب يخبر بما ينفع الجسم وينبّه على ما يضرّه في هذه الدار. والفرق بين الأوامر الشرعية والمشورات الطبّية أنّ الشرع يأمر بإمساك ما ينفع في الأجل ويجبر عليه وينهى عمّا يضرّ في الأجل ويعاقب عليه والطبّ يشير بما ينفع ويحذّر ممّا يضرّ ولا يجبر على ذلك ولا يعاقب على هذا. بل يعرض الأمر على المريض على جهة المشورة وهو المخيّر.

٤٩. والعلّة في هذا بيّنة لأنّ ضرر ما يضرّ من جهة الطبّ ونفع ما ينفع عاجلا أخذا باليد فلا يحتاج لجبر ولا عقاب وتلك الأوامر والنواهي الشرعية لا يتبيّن في هذه الدار ضرّها ولا نفعها. بل قد ربّما تخيّل الجاهل أنّ كلّ ما قيل إنّه يضرّ لا يضرّ وكلّ ما قيل إنّه نافع لا ينفع لكونه لا يرى ذلك أخذا باليد. فلذلك تجبر الشريعة على فعل الخيرات وتعاقب على الشرور التي لا يتبيّن ذلك الخير والشرّ إلا في الدار الأخرى. كلّ ذلك إحسانا إلينا وإفضالا علينا ورفقا بنا لجهلنا ورحمة لنا لضعف إدراكنا. فهذا قدر ما رأى المملوك أن يعرضه بين يدي مالك رقّه خلّد الله أيّامه ورأي مولانا أعلى وأسلم.

---

١ فيها: فيه N ‖ يخبر: يحذر NP   ٢ حراما أو حلالا: حلالا أو حراما N ‖ لا: لم (؟) N   ٤ الدار: دار N ‖ وينبّه على ما: وينهى على ما N وينهى عمّا P   ٥ الأوامر الشرعية: أوامر الشرع N ‖ والمشورات: والمشيرات N ‖ بإمساك: بامتثال U = kl بامتثاك H sine punctis بامتساك N ‖ عمّا: عن ما U   ٦ على ذلك: على ذاك H عليه N   ٦–٧ على هذا: om. N   ٨ فلا: فلم N   ١٠ تخيّل: يخيّل NP ‖ الجاهل: للجاهل P ‖ إنّه يضرّ لا يضرّ وكلّ ما قيل: om. N ‖ لا يضرّ: om. P ‖ أخذا: أخذ N   ١١ التي: الذي N   ١٢ ورفقا: ورفقنا N ‖ بنا: ما P ‖ لنا: om. U   ١٣ ورأي: ولرأي P ‖ وأسلم: والسلام U والسلم H الحمد لله وحده وهو حسبي ونعم الوكيل كتب العبد الفقير إلى رحمة ربه ابو الحسن الرفعة الكاتب غفر الله عنه وغفر لوالدين. فرغ نسخا ومقابلة من أصل المصنف فصح add. H ولله الحمد والمنة نجزت المقالة add. P ولله الحمد والمنة אמן add. N ولواهب العقل الحمد بلا نهاية تمّت المقالة الأفضلية add. U

PART 2

Hebrew Translations

∴

On the Elucidation of Some Symptoms and the Response to Them: First Hebrew Translation (Anonymous)

תשובות הרמב״ם ז״ל גדולי התועלת על שאלות פרטיות נשאלו ממנו מאת אחד המלכים להכריע בין דעות הרופאים שהיו חולקים בהם ונכתבו קצתם הנה בעזרת האל.

1. אמר אולם מאמר מי שאמ׳ מן הרופאים שאם בא הדם מפיות העורקים עתה כמו שהיה רגיל לבא בקצת העתים יסתלקו כל אלו המקרים הנמצאים עתה הנה הוא מאמר אמתי אין ספק בו וזה כי זה הדם אשר יבא אמנם הוא עכירות הדם ושמריו וידחה אותו הטבע לרעתו על צד מצדדי הבחראן ר״ל הגבולי. ואולם מי שאמ׳ מן הרופאים לפתוח פיות העורקים במים ידועים ישב בהם הנה הוא טעות ולא יראה העבד שראוי לעשות זה מפנים רבים אמנה אותם לפני אדוני. הראשון לפי שאלו הדברים אשר יונחו לזה או שיושבים במימיהם הם חמים ואולי יחממו המזג ויתפשטו הליחות. והשני שאלו העורקים כאשר יפתחם הטבע יפתח אותם בשיעור מה שיצטרך אליו וכאשר נפתחם אנחנו בסמים הנה הם יפתחו ביותר ממה שראוי ויפליג הגרת הדם ויקשה עליו הגרתו מה שאין כן כאשר יבא מצד עצמו ואולי יפליג עד שלא יוכל לעצור אותו. והשלישי שאלו העורקים כאשר נפתחו מצד עצמם הנה אשר יבא מהם על הרוב הוא מה שיצטרך להוציאו כי הטבע ידחה אותו אל הקצוות ויתעורר הכח הטבעי לדחותו וכאשר נפתחם אנחנו הנה יבא מה שאין ראוי לצאת על הרוב. ובכלל הנה אנחנו לא נצטרך אל זה הפעל אלא כאשר יעשה מורסא במקומות ההם ויגדל כאבם מאד כי אז יצטרך לפתחם בסמים כדי שיגר הדם אשר היתה סבת המורסא באלו המקומות ויהיה הפעל הזה דומה לפעל פתיחת המורסא באיזמל כאשר לא יתכן לטבע לפתחה ויוצא מה שבתוכה ולכן אין ראוי לאדוננו שיעשה זה בשום פנים [ו]אבל אם בא מצד עצמו כמו שבא פעמים אחדות אין ראוי שיפסק בשום צד אלא אם יפליג.

---

1 תשובות: תשובה k ‖ גדולי: גדולת k ‖ פרטיות: הפרטיות k 3 אולם: qui vero medicorum dixit, quod si flueret sanguis etc. (*De causis apparentium accidentium domini* etc., ed. 1514) ב¹ 4 כל: om. a 6 הבחראן: البخارين a ‖ ידועים: om. a 7 בהם: أو لبائخ يجلس عليها add. a ‖ זה: بوجه add. a 8–7 אמנה אותם לפני אדוני: بينها المملوك HU يذكرها المملوك P 9 ויתפשטו: وشيّطت a 10 ויפליג: ויפלט k 11 הגרתו: مسكه a ‖ מה שאין כן כאשר: فقد يعتري ذلك في الذي a 13 אל: על k ‖ הטבעי: הטביעי k الدافعة a 14 לצאת: وإن جاء منه شيء فيكون الذي يجيء مما لا ينبغي خروجه add. a ‖ נצטרך: יצטרך k نلتجيء a 15 כי אז: om. k ‖ יצטרך: فنلتجئ a 16 כדי שיגר הדם: حتى يسيل ما اندفع هناك من الدم a ‖ באלו המקומות: (אבל) [ב]אלו המקומות k 17 לפתחה: أن تفتح ما على الورم a לפתוח k ‖ ויוצא: ויוציא k 18 אחדות: אחרות k ‖ שיפסק: שיפסוק k 19 יפליג: وعياذا بالله add. a

 | DOI:10.1163/9789004398801_005

2. עוד זכר אדוננו שקצת הרופאים יעצו לקחת מעט מן היין במי לסאן אלתור אחר המאכל בשתי שעות או יותר מעט ושיוקח ממנו מעט בעת שירצה לישן כדי שישקע בשינה ושקצתם יעצו זולת זה ואמרו שאין ראוי לשתותו לפי שהיין החי יחמם המזג והיין המזוג יוליד הרוחות והנפח. ואשר יראה העבד בזה שהדעת הראשון הוא האמיתי וזה שהמעט ממנו והוא אוקי׳ שאמיה או זולת זה כשילקח אחר האכילה כשתי שעות יעזור על העכול ויעזור על הוצאת המותרות דרך השתן וינקה הדם מן האידים המולידים לכל אלו המקרים הנמצאים לאדוני עתה וכ״ש כשיומזג במי לסאן אלתור עצמו שעור שני דר׳ באוקיא מן היין כי אז יהיה יותר מגיע הכונה הנזכרת ויותר מרחיב הנפש. וכבר אמרו הרופאים שמשקה לשון השור הוא הנק׳ משקה משמח סתם וכאשר יושם מי לשון השור ביין יוסיף בהרחבת הנפש ושמחתה ושתייתו ירטיב הגוף רטיבות טוב. כבר זכר זה גאלי׳ בספרו בהנהגת הבריאות. ואולם מי שחשב שהוא יחמם חמום חזק הנה טעה בזה כי לא יחמם אלא חמום שוה והוא מזון טוב והמזונות הטובים לא יחממו ולא יקררו והסמים הם אשר יחממו או יקררו. ואמנם יתילד מהיין דם חשוב בטבע הדם הטבעי שהוא חם ולח.

ואולם המזגתו אין ספק שיוליד הרוחות ואולי יוליד הרעש. וכבר זכר אבן זוהר שהיה יחיד בדורו ומגדולי המעיינים שהיין המזוג במים יוליד הרעש כאשר יומזג וישתה לאלתר. ואולם אם ימזג ויעזב שתים עשרה שעות או יותר ואז ישתה הנה זה טוב מאד לפי שהיין יתחזק על המים וישנה אותם וייטב ההמזגה. וממה שייעץ העבד שאשר ראוי שיעשה מן לסאן אלתור הוא קליפת שורשו לא העלים כאשר יעשו אנשי ארץ ישראל ואנשי מצרים. כי כן ראיתי כל הזקנים והחשובים שיעשו בארץ אנדלוס ובארצות המערב לקחת מקליפת שורשו ולא מן העלים. וזה העשב ראוי לאדוננו שלא יעזבהו לפי שיש לו סגולה בהרחבת הנפש ובהסרת הליחה השחורית ולשרש אותה. וממה שנסה אותו העבד ונתאמת אצלו אמות אין ספק בו שהיין הרקיק כאשר נמזג במשקה מי ורדים כשיעור היין שהוא ירחיב הנפש ולא ישכר ולא יזיק במוח ויחזק האצטו׳ ויוסיף בכל המעלות המיוחסות אל היין ולזה ייעץ העבד שיושם

---

2 בשתי שעות: بساعات a ‖ או יותר מעט: om. a ‖ בשינה: השינה a ‖ ושקצתם: ושקצת a 5 זולת זה: نحوها a ‖ כשילקח אחר האכילה: إذا أخذ بعد أخذ الطعام P إذا أخذ الطعام HU ‖ האכילה: האכילו k ‖ כשתי שעות: في الانهضام a 6 וינקה: = وينقي U وينفي عن HP ‖ האידים: الأبخرة الدخانية a ‖ לאדוני: om. a 7 אלתור: وإذا أنقع فيه لسان الثور add. a ‖ מן היין: om. a 8 מגיע: (הגיע) [מגיע] k ‖ הכונה: הכוונה k 8–9 וכבר אמרו הרופאים שמשקה לשון השור הוא הנק׳ משקה משמח סתם: وإذا قالت الأطبّاء الشراب المفرّح بإطلاق إنّما يريد بذلك شراب لسان الثور a 9 מי: om. a ‖ ושתייתו: وشرب الخمر a ושתית(ו) k 10 ירטיב: ירטב k ‖ ואולם: ואמר הר״ם ז״ל במאמרו במחשבות השחורות כשדבר ביין זה נסח דבריו: ואמנם מי שחשב שהוא יחמם טעה לפי שהיין מזון (גרם המעלות פרק ג׳ (MS Munich, Bayerische Staatsbibliothek, Cod. hebr. 280, f. 225b ב[1] 11 חמום חזק: om. a ‖ בזה: om. a ‖ כי לא יחמם אלא חמום שוה: لأنّ الخمر غذاء لا دواء a 15 במים: om. a ‖ יוליד הרעש: يفعل ذلك a ‖ ואולם: emendation editor ואולי ב أمّا a 19 ובארצות המערב: = وجميع الغرب P وجميع العرب HU ‖ לקחת: يصفون a 20 לפי: כי k 21 אותה: أثره a ‖ אמות: אמתי k 22 במשקה מי ורדים: במי ורדים ב[1] بيسير ماء ورد a ‖ כשיעור היין: כשיעור עשירית היין ב[1] قدر العشر a

באוקי׳ שאמיה ר״ל מארץ ישראל עשרה דר׳ מן מי ורדים ועשרים דר׳ ממי לסאן אלתור ויונח עשר שעות או קרוב להם ביותר ואז ישתה.

29. ואולם היין ראוי שיובחר ממנו הלבן המראה מה שאפשר הרקיק העצמות טוב הטעם ואם היה מעט קביצות אין קפדה בטוביות הריח ושיהיה כבר עבר עליו שנה אחת או קרוב לזה ויזהר מהיין שהוא חזק האודם ועב העצם ומהיין שהוא משונה הריח ומהיין שהוא חזק המרירות. ולא יקרב אל דבר מאלו המינים בשום פנים.

(.2) ואולם לקיחתו ג״כ כשירצה לישן הנה זאת עצה טובה כדי שישתקע בשינה ויסיר המחשבות וייטיב העכול וידחה המותרות.

7. ואולם אשר יעץ לקחת סוכנגבי׳ ספרגלי אחר המזון כשעה הנה זה נכון והנהגה טובה כי זה יתקן העכולים.

(.8) וגם מי שיעץ לקחת משקה מתפוחים וזרע הדס וזרע תרנג׳אן הנה כל זה נכון.

10. ואולם לקיחת התפוחים והחבושים ולמוץ גרעיני הרמון אחר המזון הנה זה מצווה בו אל האנשים כלם מצד הרופאים בהנהגת הבריאות ואין בזה תוספת יתלה בזה החולי אבל מה שזכרו קצת הרופאים מלקיחת הכסבור אחר המאכל הנה זה ראוי לשחוק עליו על דרך האמת לפי שהכסבור יעבה האדים וימנעם מהעלייה אל המוח וזה אמת [ו]אבל ראוי שיוקח במאכלים והתרופות כספוף וזולתם או יבושל עם המזונות. וכאשר תלקח הכסבור נפרד אחר האכילה הנה הוא אם לא יחדש הקיא הנה יחדש אסתניסות בלי ספק ויפסיד המאכל. ואולם לקיחת זרע רגילה הוא ברדולגש בסוכר בקצת העתים לא עם המאכל הנה הוא טוב ואפי׳ נתערב עם המאכל לא יזיק בזה בקררו וחזקו הלב. והבן מה שזכרנו.

11. וזכר אדוננו שיעצו הרופאים לקחת אלמשמש והם אלברקוק ואל אג׳אץ ואל ספרג׳ל אחר המאכל והענבים והאבטיחים והרמונים קודם המאכל ומה שידע העבד מענין זאת העצה שאם היתה הכונה שכי (?) יביא הכרח התאוה עם המנהג לקחת דבר מן הפירות כי ראוי שילקח קדם המאכל מה שירכך הטבע ושילקח מן הפירות אחר המאכל מה שיש

---

1 ר״ל מארץ ישראל: om. a 2 או קרוב להם ביותר: أو نحوها a 3 ואולם: om. a ‖ שיובחר: שיבחר k 4 קפדה: فلا بأس a ‖ בטוביות: בטוב(ות) k 5–6 ויזהר מהיין שהוא חזק האודם ועב העצם ומהיין שהוא משונה הריח ומהיין שהוא חזק המרירות: ויזהר מהיין שהוא [רב אדמימות או גס בעצמות או משונה טעם או ישן ו]חזק המרירות k 7 טובה: لعدّة وجوه add. a 11 מתפוחים: حمّاض وتفّاح وماء لسان الثور a 12 ולמוץ: (וכמון) [וכמוש] k 13 מצד הרופאים: om. a ‖ יתלה: תתלה k 14 קצת הרופאים: om. a 15 האמת: لأنّ قائل هذا قاله add. a ‖ אל המוח: om. a 16 במאכלים והתרופות כספוף: في الأدوية كالسفوفات a 19 נתערב עם: (נתערב עם) [הרע למאכל] k ‖ והבן: והקמה? k והבן מה שזכרנו: om. a 20 שיעצו: שיעצוהו k 21 ומה שידע העבד מענין: وما علم المملوك معنى a

בו קביצות כאל כמתרא הוא פירש והחבושים והתפוחים הנה זה נכון. ואם היתה כונת זאת העצה כדי שיועיל לזה החולי הנה זה טעות לפי שהפירות כלם רעים לכל האנשים הבריאים והחולים כאשר ילקחו על דרך המזון ובפרט האבטיחים והמשמש הם אל ברקוק למהירות התעכלם והשתנותם וכן אלכוך והם האפרסקים רעים מאד לפי שהם חומר הקדחות הרעות המעופשות. וכבר זכר גלי׳ שהוא כאשר פסק מאכילת הפירות הלחים כלם לא ארע לו קדחת עד אחרית ימיו והאריך בספור זה על דרך העצה לאנשים כמו שנכתב במאמרו בהנהגת הבריאות. ולזה ראוי לאדוננו להרחיק הפירות הרטובים תכלית הרחקה.

16. ואולם מי שייעץ בשתיית השראב המשמח ובמרקחת יהיה בו יאקות וזמראד וזהב וכסף הנה כל זב נכון ומועיל אחר לפי שהם סמים לביים יועילו בסגולה ר״ל בצורתם המינית אשר זה בכלל עצמותם לא באיכותם המופשט.

17. ואולם מה שזכר אדוננו מרוב מה שעשה ליסאן אל תור ואל נילופר ולא הועילו לו כלל לזה החולי. הנה הסבה במיעוט תועלתם הוא רוב התמדתם וזה שאפי׳ הסמים החזקים מאד בתכלית כאשר הרגיל העשותם הורגל הטבע להם ולא יקבל מהם רושם כלל וישובו מזונות או כמזונות. וכבר זכר גאלי׳ שאלו הסמים החלשים הקרובים מן המזונות כשילקחו נמשכים תבוטל פעולתם הרפואיית ולא יראה להם רושם ולזה ראוי שיעתק מתרופה אל תרופה ויניח הסם הא׳ ימים ואחר ישוב אליו.

33. אמר וכבר זכר גאלי׳ ומי שקדמו מן הרופאים משקה יקראוה בלשונם אלאדרומילי והיו עושים אותו מדבש ויין לבן כמו שהיו עושים הסוכנגבין מחומץ ודבש. ואולם האחרונים כמו שיעשו הסוכנגבין מחומץ ודבש כן יעשו האדרומילי מחומץ וסכר ויין וזה משקה משובח לחזוק האצטו׳ והלב והטבת העכול והרחבת הנפש ויעזור על יציאת המותרות עזר יפה. ונסינו זה ונסה אותו זולתנו פעמים רבות.

34. ותאר עשייתו שיקח מן הסכר חמש ליטרי׳ ויבושל כמו שיבושלו המשקי׳ ויוסר קצפו ויבושל עד שיהיה לו עצמות יפה ואחר זה יושם עליו ליט׳ מצרית מן היין הנזכר ויעשה משקה

1–2 ואם היתה כונת זאת העצה כדי שיועיל: وإن كان أشاروا بأن تناول هذه الفواكه نافعة a 2 שהפירות: الرطبة add. a 4 התעכלם: (הביעכלם?) [הבלגם] k ‖ והשתנותם: لأيّ خلط رديء كان في الجسم add. a 5 וכבר: כבר k ‖ ארע: אירע k 6 בספור: בספר k 8 יהיה: והיה k 10 בכלל: جملة a 11–12 ולא הועילו לו כלל לזה החולי: ولم يرتفع بذلك أصل المرض a 12 לזה: זה k ‖ וזה: = وذلك P وكذلك H ولذلك U 14 וכבר זכר גאלי׳ שאלו הסמים: = قد ذكر جالينوس أنّ هذه الأدوية P قد ذكر ذلك جالينوس. فناهيك هذه الأدوية HU ‖ החלשים: (החליים) [החלושים] k ‖ כשילקחו: ושילקחו k 15 הרפואיית: הרפואיים? [התרפיית] k 17 אמר: om. a 18 לבן: رقيقة add. a 19 שיעשו: שהיו עושים k ‖ הסוכנגבין: הסכנגבין k ‖ מחומץ ודבש: من سكّر وخل a ‖ מחומץ וסכר ויין: من سكّر وخمر a ‖ משובח: جدّا add. NP جدّا نافع add. HU 20 עזר: (ותעזור) [בעזר] k ‖ ונסינו: emendation editor ונסי[.]נו **ב** 21 זולתנו: (זולתיו) [זולתינו] k 22 הסכר: הסוכר k ‖ ליטרי׳: مصرية add. a ‖ שיבושלו: שיבשלו k ‖ ויוסר: = وتنزع P وتؤخذ HNU 23–89.1 ויעשה משקה כתאר המשקים: ويعقد شرابا في قوام شراب الورد a

כתאר המשקים. ויוקח תמיד בכל יום בבקר בקיץ במים קרים ובסתיו במים חמים והלקיחה יותר מג׳ אוקיות בפעם אחת וזה המשקה אינו כמשקה הסוכנגאבין וזולתו מן הדומה לו לפי שאותם המשקים הם תרופות יצטרך לשער ולהכיר מי שיאות לו וזה המשקה מזון משובח לפי שהסוכר לבדו מזון ואע״פ שיש בו קצת רפואיות. וכן היין מזון משובח בלי ספק ואמרו כי יש להפלא ממה שבזה המשקה שהוא לא יזיק לחמי המזג וסבת זה שפשוטיו מזונות טובים מורגלים.

1 המשקים: شراب الورد a وإنّما ذكر المملوك هذا الشراب مع الأطعمة لأنّه يجري مجراها add. a ‖ ויוקח תמיד בכל יום בבקר בקיץ במים קרים ובסתיו במים חמים: يؤخذ دائما كلّ يوم في أوائل النهار في زمان الشتاء بماء حارّ وفي زمان الصيف بماء بارد a ‖ ובסתיו: (ובשתיו) [ובסתיו] k 2 יותר מג׳: الثلث أواقي والأربعة a ‖ וזה: لأنّ هذا a ‖ הסוכנגאבין: הסוכנגבין k 4 לפי שהסוכר לבדו מזון ואע״פ שיש בו קצת רפואיות. וכן היין מזון משובח: [כי הסוכר לבדו הוא מזון ואפי׳ בו דבר רפואה מעט וכן היין מזון משובח] k

On the Elucidation of Some Symptoms and the Response to Them: Second Hebrew Translation (Anonymous)

מאמר ההכרעה הידידיי אחר לרבי משה זצ״ל

בשם האל הרחמן הרחום האל הפק רצון ותשלם

בא אל העבד הקטן הכתב הכולל חילוק אותם המקרים כולם שאירעו לאדוננו יאריך האל ימיו ובאר סבות אותם המקרים כולם וזמני ארעונם והספור בכל חלקיהן שצריך הרופא לשאול בעבורם וזכר מה שמתנהג בו בכל עת לכל מקרה מהן וכתב בו מה שיעצו הרופאים בעשיתו ממה שהסכימו עליו ונחלקו בו.

וידע העבד הקטן ידיעה אמתית שאותו הכתב מפי אדוננו בלי ספק והעבד נשבע באל יתע׳ שהמשובחים ברופאי דורנו מקצרים מידיעת הכרח מלאוי אותה הקבילה כל שכן שיפרשוה ומחברין אותה אותו החיבור לפי׳ ראה העבד הקטן שתהיה תשובתו לאדון עבדותו יתמיד האל צלו דברי רופא לא דברי רופא למי שאינו מאנשי המלאכה שכבר נתבאר לעבד שלמות אדוננו בידיעת אותם המקרים וסבותם וכבר ידע העבד אותם המקרים הנחים עתה והם שנשתדל לדחותם. וכבר זכר אדוננו לעבדו הקטן מה שיעץ כל רופא וצוהו שיזכור מה שאצלו במאמר כל אחד מהם וסר למשמעתו:

1. פרק. אמנם מאמר מי שאמר מהרופאים שאלו בא הדם מפיות הגידים עתה כמו שכבר בא במקצת העתים היו מסתלקין אותם המקרים הנמצאים עתה הוא מאמר אמת אין ספק בו והוא שאותו הדם שיבא אינו כי אם עכירות הדם ושמריו והטבע דוחהו לרוע שלו על דרך פאות הבחארין. ואמנם מי שיעץ מהרופאי׳ בפתיחת הגידין במימות ישב בהן או לבדין ישב עליהן הוא חֵטא ואין העבד רואה בזה בשום פנים מפני פנים רבים יבארם העבד תחלתם שאותם הדברים שסובלים אותם מלמטה או ישב בדומיהם הם חמים ולפעמים יחממו המזג ושורפין הלחות. והשני שאלו הגידים כשיפתחם הטבע פותח אותם בשיעור מה שצריך וכשנפתחם אנו בעיקרים לפעמים יפתחו ביתר ממה שראוי ותרבה הגרת הדם ותקשה החזקתו ולפעמי׳ יארע זה כאשר יבא מעצמו שירבה עד שלא יוכל להחזיקו. והג׳ שאלו הגידין כשיפתחו מעצמן מה שיבא מהן ברוב הוא הדבר שראוי לצאת מפני שדחה אותו הטבע לקצוות והתנועע הכח

1 מאמר ההכרעה הידידיי אחר לרבי משה זצ״ל: זה החסר מן ספרי הרופא ש[1] 3 יאריך: יתמיד ש[1] 4 ארעונם: קרייתם ש[1] 5 מה: emendation editor מזה ש ما أشار a 8 מלאוי: חיבור ש[1] نظم a 10 רופא: لطبيب add. a ‖ לא: ש[2] לה ש 14 הדם: ש[2] אדם ש 17 הגידין: أفواه العروق a ‖ לבדין: لبائخ a 19 בדומיהם: في مائها a 22 כאשר: في الذي a ‖ להחזיקו: emendation editor להרחיקו ש مسكه a

 | DOI:10.1163/9789004398801_006

הדוחה לדחות אותו וכשנפתחם אנחנו לפעמים יבא מה שאין ראוי לצאת וכשיצא ממנו שום דבר יהיה הבא ממנו ממה שאינו ראוי לצאת יותר. זה הכלל שאנחנו לא נצטרך לזה הפועל אלא כשיתנפחו אותם המקומות ויגדל כאבם מאד. אז נצטרך לפתיחתם בסמנין עד שיגר מה שנדחה שם מהדם שנפח אותן המקומות ויהיה פעלֵנו אז דומה לפועל מי שפותח פוסתימא שלא יכול הטבע לפתח מה שעל הפוסתימא ולהוציא מה שיש בו ואין ראוי שיעשה אדוננו זה בשום פנים אבל אם נפתחו מעצמן כמו שאירע פעמים אין ראוי להפסיקן בשום ⟨פנים⟩ אלא אם הרבה חס ושלום.

2. פרק. כבר זכר האדון שקצת הרופאים יעץ בלקיחת מעט מהיין במי עשב לשון שור אחר המאכל בשעות ושיקח ממנו מעט בעת השינה כדי שירדם בשינה ושקצתם יעץ בהפך זה ואמ׳ אין שום פנים לעשיתו שהחי ממנו מחמם המזג ומוליד הרוחות ומנפח ומה שרואהו השמש שהעצה הראשונה היא האמתית והוא שהמעט ממנו והוא אוקיה כנענית או קרוב לה כשיתחיל המאכל בעיכול ממה שמסייע על העיכול ומסייע על צאת היתרונות בהרקת השתן ומרחיק מהדם האדים העשנים המולידים לאלו המקרים הנמצאים עתה כולם וכל שכן כשיומזג במי לשון שור וכששורין בו לשון השור עצמו שיעור שני דרהם באוקיה יהיה יותר נמרץ ויהיה הרחבתו לנפש יותר וזה אמרוהו הרופאים [ש]המשקה המשמח המוחלט אינם רוצים בו כי אם משקה לשון שור וכשיושם לשון השור במשקה מוסיף בהרחבת הנפש והשמחה ושתיית היין מרטב הגוף רטיבות. כבר זכר גאלינוס זה בספרו בהנהגת הבריאות. ואמנם מי שחשב שהוא מחמם כבר טעה שהיין מזון לא רפואה והוא מזון טוב מאד והמזונות הטובים אינם מחממין ולא מקררין והרפואות הן שמחממות ומקררות ולא יתילד ממנו כי אם דם משובח בטבע הדם הטבעי שהוא חם ולח.

ואמנם מזיגתו בלי ספק מולידה הרוחות ולפעמים מולידה רעש. וכבר זכר זה אבן זהר והוא היחיד שבדורו ומגדולי הרופאים שהמזוג יעשה זה כשימזוג אותו לשעתו וישתהו אבל אם הונח שהם עשרה שעות או יותר ואז ישתה יהיה אז טוב מאד שהיינית תתחזק על המֵימִית ותחוללנה ותיפה המזג. וממה שמיעץ בו העבד הוא שהראוי להעשות מלשון השור הוא קליפות שרשיו לא עלהו כמו שעושין אנשי ארץ ישר׳ ואנשי מצרים. כך ראינו כל הזקינים המשובחים עושים בספרד וכל הערב אינם מזכירי׳ כי אם קליפת שרשיו לא עליו. וזה הצמח ראוי לאדוננו שלא יעזבנו מפני שיש לו סגולה בהרחיב הנפש ומחיית הלחה השחורה והסרת פעולתה. וממה שנסה העבד אותו ונתאמת אימות אין ספק בו שהיין הדק כשיומזג במעט מי ורד שיעור העישור הוא מרחיב הנפש ולא ישכר ולא יזיק למוח הראש ויחזק האצטומכא

2 שאינו: אינו ש[2] 3 מאד: emendation editor מה ש جدّا a ‖ אז נצטרך: emendation editor נצטרך אז ש 4 דומה: ditt. ש ‖ פוסתימא: נפח ש[1] 8 כבר: ثمّ a ‖ בלקיחת מעט מהיין: ditt. ש 9 בהפך זה: بهذا a 10 המזג: والممزوج add. a ‖ ומנפח: emendation editor למנפח ש 11 כנענית: شامية a 15 וזה אמרוהו הרופאים [ש]המשקה: وإذا قالت الأطبّاء الشراب a ‖ אמרוהו: emendation editor אמרותו ש 17 רטיבות: جيدة add. a 21 זה: om. a 22 הרופאים: المتعيّنين a 23 הונח: مزج وترك a 25 עלהו: עליו ש[1] 27 הלחה: המרה ש[1] 28 אימות: ditt. ש 29 ישכר: emendation editor ישבר ש

ומוסיף בכל השבחים המיוחסים ליין לפי׳ יועץ העבד שיושם באוקיה הכנענית עשר׳ דרהם מי הורד ועשרים דרהם מי לשון שור ויונח עשר שעות או קרוב להן ואז יוקח. ואמנם לקיחתו גם כן בשעת השינה עצה טובה מפני פנים רבים שישקע בשינה ויסיר המחשבה ומיפה העיכול וידחה היתרונות.

3. פרק. ואמנם הסכמת הרופאים על היות המזג כבר נטה אל החמימות וראוי שיקח מה שיקרר ומרטב זה מאמר אמת אבל הוא כללי ראוי שיפורט ולהזכיר ההנהגה. ואמנם מי שיעץ מהם בשתיית מי העולשין ומשקה הצנדל ומשרת התמר הנדי ואגאץ וזיזב יראה לעבד שזה חטא גדול שזו ההנהגה המוחלטת עם היות הלחה הלבנה יש לה התגברות במזג העיקרי אינה ראויה בשום פנים ובלבד באפרונא והזיזב שזה מרפה האצטומכא ומזיק לה מאד ומקצר העיכולים. וכשתתרטב האצטומכא ותתרפה יפסדו העיכולים השלשה ואינה ראויה זו ההנהגה אלא למי שגברה עליו המרה האדומה ולא זכר שום דבר שמורה על התגברות המרה האדומה בשום פנים אלא הנלקח מכל הראיות הנזכרות הוא התילדות אדים שחורים שנהוין ממרה שחורה מתילדת משריפת לחה לבנה שבאה במשמרות.

4. פרק. ואמנם מי שיעץ בשתיית משרת הראונד במי העולשין יום אחד ויניח ב׳ ימים אם כון בזה לרפות המעים הוא נכון. וכבר זכר העבד שלשול בראונד בפרק הג׳ ממאמרו שכבר בא בבית אדוננו.

5. פרק. ואמנם מי שיעץ ברחיצה בכל ג׳ מהימים והטיול בכל יום והמשיחה בשמן הבנפסג וכל זה נכון וידבר העבד ⟨בזה⟩ בחילוק ושיעור.

6. פרק. ואמנם מי שיעץ בהנחת המטליות המצונדלות על הכבד וכמו כן מי שיעץ באכילת המלפפון והחזרת והקישואים והרגלה והאספנאך והקטף כל אלו חטא גמור וזו הנהגה ראויה לבעלי החממיות השורפות החזקות בהתהלבות כשיארעו לחמי המזג בקיץ. ויותר מזה חטא מי שיעץ בשתית החלב החלוב ⟨מפני ש⟩ עיין בעניין השלשול ושכח מהירות פסידותו לאי זו לחה שימצא ולא זכר בחומר סבת החלי והיא הלחה השרופה.

7. פרק. ומי שיעץ בעשיית הסכנגבין אחר המזון בשעה הוא נכון והנהגה טובה מיפה העיכולים. ואמנם תוספתו למשקה שחיטת ברבאריס אחר המאכל זו הנהגה זרה יוצאה מההיקשים הרפואותיים ומהמורגל רצו׳ לומ׳ לקיחת שחיטת הברבריס והמאכל באצטומכא עד שאפי׳ היה האצטומכא פנוייה אין פתח לשחיטה בזה החלי.

---

1 הכנענית: من الخمر add. HU   2–3 גם כן: om. a   7 הצנדל: emendation editor הצודל ש   11 זו ההנהגה: مثل هذا التدبير HU   15 שלשול: صفة تليين الطبيعة a ‖ שכבר בא: التي قد مثلت a   18 ⟨בזה⟩: في ذلك a   20 והחזרת: om. a   22 ⟨מפני ש⟩: لأنّه a ‖ השלשול: الترطيب a ‖ פסידותו: استحالته a   23 זכר: يفكّر a   24 הסכנגבין: السفرجلي add. a   25 ברבאריס: emendation editor ברכאריס a ‖ אחר: ditt. ש   27 אין פתח: emendation editor אז יפתח ש

8. פרק. ואמנם מי שיעץ במשקה המשמח של אבן התלמיד או זולתו וכמו כן מי שיעץ במשקה בחומאץ ותפוחים ומי לשון השור וזרע הדס וזרע תרנגאן כל זה נכון. ואמנם הוספתו לזה בזרקטונא אינו ⟨רואה⟩ אותו העבד ⟨מפני⟩ שאני איני רואה בהקרר רב בזה החלי וזה המזג.

9. פרק. ואמנם מי שיעץ בלקיחת מי השעורים בכשכש וזרע יקטין הוא פלא עם מה שזכר מהשוית השינה והיה אצלו רטיבות הרבה מקצרה עד שסמכה בזרע היקטין ויותר פלא מזה מי שראה בלקיחת האפרונא אחר מי השעורין. איני מחשב שיש אצל אלו הרופאים אבר מאברי הגוף יותר פחות מהאצטומכא ושאין ראוי לפנות לאצטומכא נתרפתה או לא נתרפתה אירעה בה מכה או לא אירעה או שמא הם מודים בנשיאות האצטומכא וכלל תועלתה ושראוי להשגיח בה תמיד ולפי׳ הפרידו כל משובחי הרופאים לה מאמרות אלא שזו ההנהגה אצלם מחזקת האצטומכא ומיבשת בלילותה ומחתכת התדבקות הלחה הלבנה שאינה פוסקת מלהתקבץ בה תמיד והיא ביתה ומדקקת עביותה והיא ההנהגה שקדם זכרונה אצלם והיא מי השעורים בזרע היקטן והכשכאש ויפטיר אחריה באפרונא ולא הוציא דבה העבד בזה הפרק מה שראוי לפסלו כי אם להשמר מאד ואל ישגיח למאמר אומרו כלל.

10. פרק. ואמנם לקיחת התפוחים והחבושים ומציצת גרעיני הרמונים אחר המאכל אלו מצווה בהם בחוק בני אדם כולם בהנהגת הבריאות ואין בזה תוספת ותלית בזה החלי אלא מה שזכר מלקיחת כסברתא אחר המאכל זה שחוק באמתות שאומר זה אמרו מפני היות הכסברתא מעבה האדים ומונעת אותם מלעלות וזה אמת אבל היא ראוייה שתוקח בסמנין כשתיתות ודומיהן או תבושל עם המזונות אבל לקיחת הכסברתא לבדה אחר המאכל אם לא יביא קיא הוא מביא רצון הקיא בלי ספק ומפסיד המאכל. ואמנם לקיחת זרע הרגלה בסוכר בקצת העתים לא עם המאכל זה טוב ואפי׳ נתערב עם המאכל גם כן לא הזיק זה בקרירותו והחזקתו ללב.

11. פרק. וזכר אדוננו שיעצו הרופאים בלקיחת המשמש והכמתרא והחבושים אחר המאכל והענבים והאבטחים והתאנים והרמונים לפניו ולא ידע העבד עניין זו העצה. אם היתה הכונה שהצריכה התאוה והמנהג ללקיחת מעט מהפירות ראוי שיקח קודם המאכל מה שמרפה המעים ויאחר מהפירות אחר המאכל מה שיש בו אימוץ ככמתרא והחבושים והתפוחים זה נכון. ואם הם יעצו שלקיחת הפירות מועילים לזה החלי וזה חטא שהפירות הרטובים כלם רעים לכל הבריאים ולחולים כשיוקחו על דרך המזון ובלבד האבטחים והמשמש ⟨במהירות⟩

1 של אבן: emendation editor שלאקי ש || במשקה: del. by the scribe המשמח add. and del. by the scribe 2 תרנגאן: emendation editor תרנואגן ש 3 ⟨רואה⟩ אותו: يراه a || ⟨מפני⟩ ש-: لأنّ a 4 עם: emendation editor עז ש 5 הרבה: ماء الشعير a 7 נתרפתה: emendation editor נתרפנה ש 9 כל: om. a 10 האצטומכא: ويجوّد هضمها add. a || בלילותה: بلّتها a 11 ביתה: (= بيته) بيّنة a 13 לפסלו: emendation editor לפסמו ש تشنيعه a לפרסמו l || ואל ישגיח: ولا يحتج a 17 כשתיתות: كالسفوفات a 23 והתאנים: om. a || זו: ש² 24 מהפירות: emendation editor מהפירנה ש 25 ויאחר: ويؤخذ a || ככמתרא: ש² ככמהתא ש 26 הפירות: هذه الفواكه a || וזה חטא: emendation editor והחטא ש 27 ⟨במהירות⟩: لسرعة a

ההפסדות שלהם לאי זו לחה רעה שתהיה בגוף וכמו כן האפרסקין רע מאד והן חומר החמימות הרעים הגדולים. וכבר זכר גאלינוס שהוא מעת שהפסיק מאכול אותם לא נתחמם עד סוף ימיו והאריך בספור שלו. לפי׳ ראוי שירחיק אדוננו הפירות הלחים בכל יכלתו.

12. פרק. ומי שיעץ להרחיק בשר הצייד והבשר המליח והעכביות וכל מה שמחמם כבר הישיר וכל זה מוסיף במה שקבל ממנו אדוננו מהמקרים. וכמו כן מי שיעץ בטיול בכל יום הפיק רצון מאד וכמו כן מי שהזהיר מההליכה לארצות החמות [מחוללות האדים] אמת בעצתו. ואמנם מי שחשב שהארצות החמות מחוללות האדים הם שעולים לשטח הגוף זה כשיהיו קרים לחים אבל זו העליה שהיא מדם עבה עכור אותן הארצות מוסיפות בעובי הדם ושורפות אותו ומוסיפות אדיו. וכשיתכונן בריאותו בעז׳ האל ילך אדוננו לאי זה מקום שירצה במקום שישלים כל רצוניו בשני עולמות.

13. פרק. ואינו רואה העבד בההרקה בלאזורד ולא באבן הארמיני הלאזורד מפני חזקו והאבן הארמיני מפני היותו מוסכל העין וכבר נסתפקו בו ⟨משובחי הרופאים⟩ ורובם מסכימין שאינו זה שקוראין אותו בזה השם. וכמו כן יישיר העבד עצת מי שהזהיר מעשית המשלשלים החזקים והקיצור על הראונד או מי הגבינה או הסנא המכי ודומיהן. כל זה נכון. ואינו רואה העבד במשרת האפרסקין ולא במי האבטחים להזקתם באצטומכא. ואין במה שקבל מהמקרים לא התלהבות ולא צמאון. ואינו רואה גם כן בההרבאה מהנילופר מפני שמעבה הדם ומרפה האצטומכא ואינו ראוי זה כי אם לבעלי החמימיות החדות המתלהבות כמו שזכר העבד. ואינו רואה העבד גם כן בעשית בישול האפיתמון מפני הכאבתו והיבשתו ואם הושרה האפיתמון בק׳ דרהם ממי הגבינה ולוקח זה פעמים שלש בזמן ניסן ופעם ביומי תשרי או פעמים יהיה טוב ויהיה בין כל פעם ⟨ופעם⟩ ט״ו יום ובוללין האפיתמון בשמן שקדים וצוררין אותו במטלית קלה ואחר כן שורין אותו לילה במי הגבנה.

14. פרק. וזכר אדוננו שכבר הקיז הגיד פעם ויצא הדם עבה כמו הטחול ויעצו הרופאים מפני זה בהקזה. אמנם לפי מה שיראה בעת זולת עת מההתמלאות יתחייב בלי ספק שיקיז ויוציא מהדם לפיהו. ומה שראוי לכוין אותו תמיד הוא סינון הדם והשוית מזג הכבד עד שיוליד דם טוב. וכבר באר העבד במאמרו הקודם היאך יהיה זה במשקים שהרכיבם.

15. פרק. ואמנם מי שיעץ בהיות המזונים אפרסקיה ותמר הנדי בבשר הגדיים זה נכון בזמן הקיץ וראוי שלא יתעלם מהשמת הדארציני והמצטכא והסנבל באלו התבשילין ודומיהן עד

---

1 ההפסדות שלהם: استحالتهما a 2 הגדולים: الخبيثة a ‖ אותם: ש[2] 3 שלו: على وجه النصيحة للناس add. a ‖ בבכל: ש[2] כל ש 5–6 הפיק רצון מאד: وفق جدّا ونصح a 7 שעולים: emendation editor שֻׁועלִים ש 9 וכשיתכונן: emendation editor וכשיתבונן ש ‖ במקום: حتّى a 11 בלאזורד: ש[2] באזורד ש ‖ הלאזורד: ש[2] האזורד ש 12 מוסכל: مجهول a ‖ ⟨משובחי הרופאים⟩: أفاضل الأطبّاء a ‖ מסכימין: om. a 16 שמעבה: emendation editor שמיעבה ש ‖ ומרפה: ש[2] ומרפא ש 20 ⟨ופעם⟩: ومرّة a ‖ ובוללין: ويلتّ a 27 הדארציני: emendation editor האדרציני ש

שלא יזיקו לאצטומכא. וכמו כן לקיחת המושלקים המקררים כמו שיעצו בזמן הקיץ שזה מיפה בתנאי אם לא ירבה מהן ולא יושמו כונה שעצת העבד השוית המזג לא התוספת בקירור הואיל והעיקר שרפת הלחה הלבנה.

.16⟨...⟩.

.17 פרק. ואמנם מה שזכרו אדוננו מרוב מה שעשה מלשון השור והנילופר ולא נסתלק בזה עיקר החלי. הסבה במיעוט תועלתן רוב התמדתן וכמו כן הסמנין החזקות כשתותמד עשיתן ירגיל אותן הטבע ולא יפעל להן כלל ויהיו מזונות. כבר זכר זה גאלינוס. כל שכן אלו הרפואות החלושות הקרובות מן המזונות שהן כשיוקחו שבוע נרדף ישלמו פעולותן הרפואיות ולא יראה להם אחר זה ⟨פעולה⟩. לפי׳ ראוי להעתק מרפואה לרפואה ולהניח הרפואה האחת ימים ואז יחזור לה.

.18 פרק. ואמנם מה שזכרו אדוננו מהמעטת המשגל מההרגל זה טוב הפועל וכמה גדולה תועלת זו ההמעטה. ואמנם המרחץ אין ראוי להניחו בשום פנים לא בעת המשמרת ולא בעת הפשרות והיות השינה על המנהג זו טובה שלימה וראיה ברורה שאלו העשנים השחורים לא הכעיסו למוח הראש ולא שנו מזגו ואולם מכאיבין הלב בלבד. ואמנם מה שזכרו אדוננו ממציאות החלישות אחר הטיול סבת זה הנחתו ומיעוט התמדתו ואלו התחיל מעט מעט בחזרה אליו בהתדרגות היה מוצא בסופן מהכח והחריצות מה שמתחייב להמצא בסוף כל טיול שרץ על מה שראוי.

.19 והואיל וכבר השיב העבד הקטן על כל פרקי אותו הכתב הנכבד כמו שצוה הוא מקבץ המאמר ויקצרהו בפרק אחד יבאר בו היאך תהיה הנהגת אדוננו כפי אלו המקרים הנמצאים עתה ואע״פ שזה נתבאר ממה שזכרו העבד באלו הפרקים וממה שזכרו באותו המאמר אבל הם מאמרים מפוזרים לא מקובצים וקודם שאזכור מזה הפרק אומר שהוא ראוי שיהיה באוצר אדוננו נוסף לאותם המשקים שזכרו העבד בפרק הג׳ ממאמרו זה קדם שתי מרקחות.

.20 האחד מהן רפואת מור קרה שכבר נסוה זקינים שלרפואה שיש להם זריזות ומצאו לה פועל מופלא עד שהם אינם רואים בהפקדתם ⟨ו⟩זכירת פשוטיה אלא נותנין אותה מאצלם מרקחת והיא רפואה חברה הראזי בספרו בדחיית הזקות המזונות. פרק. וזו נוסחתה בלשון מאמרו ⟨יוקח⟩ מהורד הטחון והטבאשיר והכסברתא היבשה והכהרבא מכל אחד חלק

1 שיעצו: emendation editor שיעשו ש أشاروا a ‖ הקיץ: emendation editor הקיא ש 3 שרפת: emendation editor שרפאת ש 4 ⟨...⟩: وأمّا ... كيفيتها a 6 תועלתן: emendation editor הועלתן ש 7 מזונות: أو كالأغذية add. a 8 ישלמו (= יעלמו?): بطلت a 9 ⟨פעולה⟩: أثر a 13 הפשרות: الفترات a 14 הכעיסו: تنكي a 21 שאזכור: أن آخذ a ‖ שיהיה: ראוי add. ש 22 המשקים: emendation editor המְנקים ש والإطريفل add. a 24 רואים: يسمحون a ‖ בהפקדתם: ببدله a (= בהחלפתם) ‖ מאצלם: من عندهم a 25 הראזי: emendation editor הראוי ש 26 ⟨יוקח⟩: يؤخذ a

ומהאלו⟨לו⟩ הקטן חצי חלק ומהמור הטוב הנקי שתות חלק ויוקח מהסוכר הטברזד ומתירין אותו במי התפוחין החמוצין השחוטין המסוננין ויבושלו עד שיהיה בעמידת הדבש ומשליכין בו עלים מעלי האתרוג ולשין הסמנין בו. וירגיל זו הרפואה בעל זה המקרה שהיא רפואה חשובה ל⟨ה⟩חזקת הלב מבלתי חימום ויועיל ללכפקאן ורפפות הלב שעם חמימות.

21. והרפואה הב׳ היא מרקחת האודם שחברה בן סינא במאמרו המפורסם ברפוא⟨ו⟩ת הלביות וזכר ממנו ג׳ נוסחאות האחד קר והב׳ חם והג׳ בינוני. ומה שרואהו ⟨העבד שיעשהו מהם⟩ אדוננו הוא השוה וזו נוסחת הג׳ בלשון מאמרו. אמר הרכבה אחרת חשובה מאד נסיתיה מרקחת ואקראצא והוספתי וחסרתי ממנה כפי המזג. והיתה תועלתה בהחזקת הלב תועלת חזקה וזו שאורה בדולח כהרבא בסד מכל א׳ דרהם וחצי אבריסם מקוצץ סרטן נהרי שרוף מכל א׳ שקל ודאנק לשון שור ה׳ דרהם שחיקת הזהב משקל ב׳ גרות זרע הפלינגמשך זרע הבאדרוג מכל א׳ ג׳ דרהם בהמן אדום ובהמן לבן עץ הנדי אבן ארמיני אבן הלאזורד רחוץ מצטכא סליכה דארציני כרכום הילבוא קאקלה גדולה כבאבה מכל אחד שקל אפתימון משקל ב׳ דרהם וחצי אסטוכודוס משקל ג׳ דרהם זראונד שקל ואם לא ימצא חילופו זרנאבד שני שקלים דרונג רומי שני משקלים זרע העולשין משקל ה׳ דרהם זרע הקשואים משקל ד׳ דרהם תרנגבין משקל י׳ דרהם ורד אדום ד׳ דרהם מור ב׳ שקלים כאפור שקל ענבר שקל סנבל סאדג הנדי מכל א׳ ב׳ דרהם. זהו העיקר והשאור. ולפעמים יושם חלות ולפעמים תקובץ בדבש ושתיהן יעשה כפי המזג השוה ולא ישנו ממנו שום דבר ולפעמים יעשו למי שיש לו רוע מזג חם ולמי שיש לו רוע מזג קר. אמנם השוה תונח על ענינה ויושם מה שקוטף ממנה כל חלה שקל א׳ ולשין הכל בשלשת משליהן דבש. ואם רצה לחמצה ואחר כך תעשה צריך שישים בה מהאפיון ה׳ דרהם ומהגנדבאדסתר שחוק כמוהו ולא תעשה אלא אחר ששה חדשים על המעט רצו׳ לומ׳ כשישים בה אפיון.

22. ואמנם מי שגובר עליו רוע מזג חם צריך שישים כרכומה ומוֹרָה חצי שקל ויחסר ממנה האפיתמון וישים חילופו ה׳ דרהם שאהתרג וד׳ דרהם סנא מכי ויושם בה הורד משקל י׳ דרהם בזר אלחנתי ב׳ דרהם צנדל ג׳ דרהם ויונחו הסמנין האחרים בענינם תקוטף כמו שזכרנו ותולש בדבש מוסר הקצף תכלית.

23. ואמנם מי שגובר עליו רוע מזג קר צריך שמוסיפין בסמנין קליפות אגוז בוא קליפות האתרוג עץ הבלסאן זנגביל פלפל מכל א׳ משקל דרהם שני שקלים ⟨גנדבאדסתר⟩ ומספיק לו

---

1 ומהאלו⟨לו⟩: ومن اللؤلؤ a ‖ מהסוכר: emendation editor מהסובר ש 2 ומשליכין: emendation editor ומשליטין ש 6–7 ⟨העבד שיעשהו מהם⟩: أن يستعمله منها مولانا a 9 בדולח: لؤلؤ a ‖ אבריסם: emendation editor אבריסס ש 10 ודאנק: emendation editor ודאנת ש 11 הבאדרוג: بزر البادرنجوية add. a ‖ בהמן: emendation editor בזמין ש 13 זראונד: جدوار a 15 תרנגבין: emendation editor תכנגבין ש 16 יושם חלות: يقرص a 18 שקוטף: قرص a 20 ומהגנדבאדסתר: emendation editor ומהגנדבארסתד ש ‖ שחוק: .ditt ש 22 ממנה: om. HPU 23 דרהם: بزر بقلة الحمقاء ثمانية دراهم طباشير خمسة دراهم add. a 24 בזר אלחנתי: emendation editor בסד אלחתי ש 26 בוא: emendation editor הוא ש بوا a 27 ⟨גנדבאדסתר⟩: جندبادستر a

מהכאפור חצי שקל. ויספיק לבעל המזג החם ⟨ש⟩יקח חצי השתיה ממנה עם שקל טבאשיר בדבש התפוחין ובעל המזג הקר יקח ממנה עם משקל טסוגין ⟨גנדבאדסתר⟩.

24. וכבר רפאתי קצת מי שרץ ריצת המלכים מכאב קשה נוטה למאניה והוספתי בנוסחא השוה משקל חצי דרהם אודם שחוק הדק והיה רמוני חשוב והועילו תועלת חזקה אחר היאוש.

25. ואמנם ההרכבה המיוחדת לבעלי המזגים החמין שיקרה להם הכפקאן וחלישות הלב לסבת רוע מזגם החם יש ממנה הרכבה בזו הנוסח זרע החזרת זרע האבטחים זרע הקרע זרע הקשואים קלופים מכל אחד משקל ה׳ דרהם זרע ירק השוטה משקל ד׳ דרהם בדולח בסד כהרבא סרטן נהריי שרוף משי מקוצץ מכל א׳ שקל דבש הכדר שקל ואם לא ימצא יושם עץ הכדר ג׳ משקלים עץ הנדי דרונג זרנבאד בהמן לבן מן כל אחד ב׳ דרהם טבאשיר ⟨קאקלה⟩ קטנה מכל א׳ ג׳ דרהם ורד אדום מוסר מיובש בצל משקל ז׳ דרהם כרכום חצי שקל ⟨כאפור⟩ שחוק עם סכשה מור ⟨שחוק⟩ שחיקה חזקה וסדשה ענבר מהכל משקל שקל וחצי לשון שור ה׳ שקלים ⟨יקוטף⟩ כל זה כמ׳ שביא⟨רנו⟩ והלישה במי התפוחין ודבש החבושים ודבש הרמונים בד בבד בשיעור מה שלשין אותה.

26. וממנו גולאב יוקח בשחיטת לשון שור עם כמוהו סחיטת העולשין וד׳ כמוהו סחיטת התפוחים וכמו הכל פעמים מי הורד ושתות מה שנתקבץ סוכר טברזד ויבושל בנחת עד שיתבשל והגולאב הנלקח בעלי הבאדרנבויה מבושל במי הורד עד שיקח כחו או תושם סחיטתו במי הורד שליש וב׳ שלישים מועיל לכל מי שיש לו חלישות הלב ובלבד אם היה עמו לשון שור אמנם היבש יבושל עמו במי הורד ואמנם הלח יומזג בשחיטתו. ואם היה המזג חזק החמימות ממעטין הבדרנגויה ויוסף בסחיטת לשון השור ואם לא חלקים שוים.

27. וראוי ג״כ שאזכור מיני המזונות שיוקחו תמיד. ותחלתם הלחם. משתדלין בטוב החטה ולא יעשה סולת נקיה ר״ל אין מטבילין אותה במים כמו שהוא המנהג אבל ממריצין לכברו עד שלא ישאר בו שום דבר מהמורסן וממריצין בלישתו ויהיה נראה המלח נראה השאור ויהיו החלות חסרי התוך ואופין אותו בתנור או בפורני והתנור יותר טוב.

---

1 ויספיק: emendation editor ويجري H sine punctis ويجري NU = kl يجزي P 2 ⟨גנדבאדסתר⟩: جندبادستر a 3 מכאב קשה: عن المالنخوليا صعب a ‖ למאניה: emendation editor למאינה ש وهو الجنون السبعي بهذا add. a 4 חצי: om. a 6 הכפקאן: emendation editor הקפכאן ש 7 הקרע: emendation editor הקרא ש 8 ירק השוטה: البقلة الحمقاء a ‖ בדולח: لؤلؤ a 10 דרונג: emendation editor צרונג ש 11 ⟨קאקלה⟩: قاقلّة a ‖ מוסר: الأقماع add. a 12 ⟨כאפור⟩: كافور a ‖ סכשה: عشره a ‖ ⟨שחוק⟩: مسحوق HNP ‖ וסדשה: emendation editor וסכשה ש وسدسه a 13 ⟨יקוטף⟩: يقرص a 17 שיתבשל: يتقوّم a ‖ הבאדרנבויה (= P): البادرنجوية HU البادرنبوية N ‖ תושם: emendation editor תרשם ש 20 ממעטין: من عصارة add. a ‖ הבדרנגויה: emendation editor הכדרנגים ש ‖ ואם לא חלקים: وإلا أخذا HU والأجزاء NP

28. הבשר: מכונין שיהיה בשר תרנוגלות או תרנוגלין ושותין המרק שלהם תמיד שזה המין מהעוף יש לו סג⟨ו⟩לה בהתקנת הלחות המופסדות אי זה פסידות שיהיה ובלבד הלחות השחורות עד שהרופאים אמרו שהמרק של תרנוגלות מועיל מהרתן ולא יוקח מזה המין לא גדולו שבאו עליו שנתים ולא קטנן שהריר עליו גובר ולא הכחוש ממנו ולא מה שמשמנין אותו ביד אלא השמן ממנו שאינו אבוס. וצורת הנהגתו כך שמתירין התרנגולת והתרנוגלין בחרבה רחבה לא יהיה בה ⟨...⟩ ולא לכלוך ומבקרין לנקותה ולכבדה תמיד ויותן להם המאכל שאוכלין אותו בראשי היומם בכלים ויהיה קמח שעורים מולש בחלב חלוב ואם חותכו התאנים היבשים ועורבו עמו יהיה יותר משובח. ולא יושם להן מהמאכל כי אם מלא זפקיהם בלבד ויונח להם מים ⟨ו⟩אחר שעות שונין להם חיטים נשורין במים שעות ובסוף היום מביאין לפניהם גם כן קמח שעורין ותאנים מחותכין מולשין בחלב. והתרנגלות והתרנוגלין שמנהיגין אותם ⟨כד תמצא⟩ חלבם לבן מעדן ומתבשל בזמן יותר מהרה ומרטב המזג מאד ומשוה אותו. וכבר נתאמתו אלו הדברים ונתבארה תועלתם. ואם ישנא להתמיד מין א׳ אין רוע שיוקח בקצת הימים ⟨...⟩. אבל התורים יש בהן יבשות ואע״פ שיש להם סגולה נפלאה בהטהרת השכל וכמו כן הקורא איני רואה לאדונינו בו מפני שהוא מאמץ בני מעים. ואם נתאותה הנפש לבשר הבהמות יהיה בשר גדי יונק ואם אי אפשר על כל פנים מבשר הכבשי⟨ם⟩ לוקחין מהטלאים מה שלא נשלמה לו שנה. ויוקח מבשר המוקדם בלבד ולא יהיה שמן הרבה אלא מן הרועים ולא יוקח שום דבר אלא אם שנא מהתרנגלות והתרנוגלין.

29. היין יכין ממנו הלבן הנראה מה שאפשר הדק העמדה הטוב הטעם ואם היה בו עפיצות אין רוע ⟨בטוב⟩ הריח שעברה עליו שנה אחד או קרוב [ו]לה ויזהר מחזק האדמומית והעבה בעמדה או המשונה בריח או הישן ולזה המרירות לא יקרב לשום דבר מאלו המינים בשום פנים.

30. התבשילים. נוטים להיות התבשילין מתוקי הטעם או יהיה להם חמצות מועטת. והנני אזכור תבשילין רבים כדי שיבחר אדוננו מזה כפי כל עת ועת שאדוננו כבר ידע כחות רוב המאכלים ולא יפסיק לפניו רופא יסייע בו בזה. ובראשיהן התרנגלות או התרנוגלין השלוקים וג״כ העמומים וג״כ המזוגים וג״כ המבושלין בכסברתא לחה וג״כ מה שיושם בשליקתן שומר לח וזה התבשיל נאות לימות הגשמים. וג״כ מה שיושם בשליקתן מי לומי או חמוץ של אתרוג או לימו מבושל ואלו כולן נאותים לימות החמה וגם כן העשויים בצמוקים ושקדים ומעט

1 מכונין: أبدا add. a   1–2 שזה המין מהעוף: لأنّ هذا الطير a   4 שנתים: emendation editor שותים ש   5 והתרנוגלין: الناهضة add. a ‖ בחרבה: = خرابة HU خزانة NP   6 ⟨...⟩: مزبلة a   9 שונין: يبذر a ‖ נשורין: منقوع a = שרויים   10 ⟨כד תמצא⟩: هكذا تجد a   12 ⟨...⟩: عوضا منها درّاج أو طيهوج a   15 הכבשי⟨ם⟩: في بعض الأوقات add. a   16 שנה: لكنه قاربه add. a ‖ בלבד: emendation editor בדבר ש   18 עפיצות: يسير add. a   19 ⟨בטוב⟩: بالطيّب a   20 ולזה המרירות: الشديد المرارة a   22 מועטת: أو ساذجة add. a   24 יפסיק: emendation editor יספיק ש ينقطع a ‖ בזה: om. a   25 העמומים: المغمومة a ‖ המזוגים: emendation editor המוזינים ש   27 מבושל: مراكب a ‖ כולן: om. a ‖ העשויים: بلوز وسكّر وماء ليموا وخمر وهذه تصلح في كلّ زمان وأيضا المعمولة add. a

חומץ ואלו טובים בכל עת וגם כן העשויים ביקטין או באספנאך או בירבוז או באגאץ והוא שקורין אותו אנשי אר⟨ץ⟩ יש⟨ראל⟩ כֻּוְּך כל אלו טובים בקיץ. ועל כל פנים צריכין לבשמן בקרפה ומצטכא וסנבל כדי שימנע הזקתם לאצטומכא. וג״כ העשויים בתמר הנדי והסוכר וג״כ העשויין בזרע הרְגֵלה והסוכר וזה לא יעשה כי אם בזמן הקיץ. וג״כ העשויים במרקחת הורד וזה בימות הגשמים יותר טוב. ו⟨ג״כ⟩ העשוי בפסתק וסוכר וראוי שמוסיפין אליו מעט מי לומי.

31. וראוי שלא יכלה שום תבשיל מאכל שיאכל בקרירות האויר [ו]מהיין הטוב שקדם זכרונו קולין בו הבשר אם היה תבשיל מבושל או יושם בשליקותו אם היה תבשיל שלוק. וכמו כן התבשילין בחום האויר כולם יושם בהן בעת הבישול שיעור כ׳ דרהם מהיין וה׳ דרהם מי ורד ואם היו התבשילין חמוצים יהיה מהיין כ׳ דרהם וממי הורד חמשה וממי הלימו ה׳. וג״כ התרנוגלות צלויות על השפוד על המנהג ומשקין אותן תמיד בשעת צלייתן ביין ומי הלימו או ביין לבדו.

32. ואם קצה הנפש לצליית בשר השפודים יהיה ⟨גדי⟩ יונק אחר משיחתו כשתתמצעה צלייה ביין ומעט כרכום וכל מאכל שיתכן לשים בו מעט כרכום לפי שהוא רפואה לבית משמח ולא ירבה ממנו שהוא יש לו סגולה בהפלת תאות המאכל. וזה מה שנזכר העבד עתה מתבשילי המאכל שראויים לאדוננו יתמיד האל ימיו.

33. וכבר זכר גאלינוס ומי שקדמו מהרופאי׳ משקה קורין אותו בלשונם אדרומאלי והיו עושין אותו מדבש דבורים ויין לבן דק כמו שהיו עושין הסכנגבין מסוכר וחומץ כך עשו האדרומאלי מסוכר ויין וזה משקה משובח מאד ⟨מועיל⟩ לחיזוק האצטומכא והלב וליפות העיכול והרחבת הנפש ומסייע על יציאת שני היתרונות סיוע טוב. נסינו זה ונסהו זולתנו פעמים רבות.

34. ונוסח עשייתו שיוקח מהסוכר ה׳ רוטלים מצריים ומבשלין אותו כמו שמבשלין המשקים ומסירין קצפו ויוקח לו בישול טוב ואחר זה יושם עליו רוטל אחד במצרי מהיין הנזכר ויבושל משקה בעמדת משקה של ורד. ולא יזכר העבד זה המשקה עם המאכלים כי אם מפני שהוא רץ ⟨ריצתם⟩. יוקח תמיד בכל יום בראשי היומם בימות הגשמים במים חמין ובימות הקיץ במים קרים ויוקח ממנו ג׳ אוקיו׳ וד׳ אוקיאות בפעם אחת שזה משקה אינו משקה הסכנגבין וזולתו מהדומה לו שאותם המשקים מזון משובח שהסוכר במופרדו מזון ואע״פ שיש בו רפואותית

1 העשויים: المعمولة باسفيدباج بسلق أو بحمّص وأيضا add. a   5 ו⟨ג״כ⟩: وأيضا a   7 יכלה: = يخلو a   9 האויר: של האש ש1   10–11 וג״כ התרנוגלות צלויות: وأيضا الشواء إن كانت دجاج a   11–12 או ביין: emendation editor וביין ש   13 השפודים: المواشي a ‖ ⟨גדי⟩: الجدي a   14 כרכום: يجعّل add. HNP   15 שנזכר: حضّر a   17 אותו: emendation editor אותם ש   18 מסוכר וחומץ: من خل وعسل. وأما المتأخّرون فكما عملوا السكنجبين a   19 ⟨מועיל⟩: نافع a   22 שיוקח: emendation editor שיוקיח ש   23 ומסירין: = وتنزع P وتؤخذ HNU ‖ בישול: قوام a   25 ⟨ריצתם⟩: مجراها a   26 הסכנגבין: emendation editor הסכנזמין ש   27 שאותם המשקים: أدوية تحتاج إلى تقدير وإلى تمييز من يصلح له وهذا الشراب add. a

מועטת. וכמו כן היין מזון משובח בלי ספק ⟨ו⟩יותר פלא מה שאמרו שהוא אינו מזיק לחמי המזג ואין סבת זה אלא היות פשוטיו מזונות.

35. פרק. בהסדרת ההנהגה כפי מה שקבל אדוננו יסיר האל כְּאֵבָיו ויתמיד ימיו ואין ספק שזה המאמר יגיע לאדוננו בבוא הגשמים לפי׳ ראה העבד שיתחיל בצורת ההנהגה שיתנהג בה בקור האויר. והעבד מיחל שאדוננו כשיתמיד זו ההנהגה תחזור בריאותו להרגלו ביותר מהר אם ירצה האל ית׳. והעבד אינו יודע מנהג אדוננו בעת הבריאות אם הוא אוכל פעם אחת או נזון בבקר ובערב לפי׳ ינהיג ההנהגה כפי ב׳ ⟨ה⟩ענינים.

36. ואומר יכוין שתהיה ההיערה מהשינה לעולם עם צאת השמש או קודם זה במעט ויוקח אז ממשקה אדרומאלי ב׳ אוקיאות או ג׳ וימתין אחר זה שעה וירכב ולא יסור[ם] ירכב בלאט ובהתדרגות במהירות התנועה עד שיתחממו האברים ותשתנה הנשימה אז ירד וינוח עד שלא ישאר במישוש הגוף והנשימה שום דבר ממה ששנהו הטיול ואחר זה יזון בא׳ מן התבשילין שקדם זכרונם ויקח מעט מהפירות המאמצים כמו שכבר נאמר או גרעיני פיסתק וצמוקים או מעט מהמתיקה היבישה או מעט מרקחת של ורד כל זה כפי מה שהרגילו עתה אחר זה יסב לש⟨י⟩נה וינגן המנגן ב⟨מ⟩יתר ויגביה קולו ויחדד תנועותיו שעה אחר כך ישפיל המנגן קולו על התדרגות וירפה מיתריו ויניח תנועותיו אחר כך ישקע בשינה ויפסיק שכבר זכרו הרופאים והפילוסופים שהשינה על זו הדרך עד שיהיו תנועות המיתרים הן שמישנין מקנים לנפש טבע טוב ומרחיבין אותה מאד ותתיפה בזו הנהגתה לגוף וכשיעור יתעסק אחר זה שארית יומו במה שירצה מקריאה או סיפור עם מי שאוהב לשבת עמו. וזהו היותר טוב ר״ל ישיבת מי שאוהב ישיבתו עמו לחשיבותו או להתעדן בראייתו או לקלות דעתו שכל זה מרחיב הנפש ומרחיק ממנה רוע המחשבה.

37. ואם היה המנהג נותן בלקיחת מזון אחר בערב יוקח שיעור חמשים דרהם מהיין וסוכר מזוג בי׳ דרהם מי ורד וכ׳ דרהם מי שורש לשון שור ויוקח מעט אחר מעט עד שיגיע עת מאכל הערב וימתין שיעור חצי שעה עד שיצא היין מהאצטומכא ויאכל כמנהגו א׳ מהתבשילין הנזכרים. אחר כך יבא המנגן בנגונים שתי שעות אחר המאכל ויסב ויצווה המנגן שידקק מתריו ונעְמיו אחר כך יישן וישקט ויפסיק מיד כמו שעשה ביומס.

---

2 מזונות: جيّدة مألوفة. فهذا قدر ما رأى المملوك تقدمته قبل ذكر ترتيب التدبير add. a 3 ההנהגה: لمولانا add. HU 4 בבוא: زمان add. HU 5 מהר: وقت add. a 7 ינהיג (= يدبر): يذكر a ‖ ⟨ה⟩ענינים: جميعا add. HU 14 תנועותיו: نغماته a 15 ישקע: emendation editor ישקיע ש 16 שיהיו: emendation editor שיחיו ש ‖ תנועות: نغم a 17 ותתיפה: emendation editor ויתיפר ש ‖ הנהגתה: emendation editor ההנהגה ש ‖ וכשיעור: emendation editor ובשיעור ש 21 וסוכר: الموصوف a 22 מי: ש² ‖ שורש: om. a ‖ ויוקח: ذلك add. a 24 המנגן: ويشاغله add. a ‖ ונעְמיו: ألحانه a 25 אחר כך: حتّى a ‖ וישקט: ويستغرق a ‖ מיד: = للحين NP التلحين HU

38. ואם לא היה המנהג שיאכל בערב ולא יקח מזון ב׳ אחר מה שלקח ביומם ימזוג היין על היחס הקודם ולא יסור מהלקח ממנו מעט אחר מעט וה⟨מ⟩יתרים יעשו מעשיהם עד שתג⟨י⟩ע השינה אם אחר שתי שעות מהלילה או ג׳ או ד׳ כפי מה שיעדן לו הישיבה ואל יחוש לשיעור מה שיקחנו מהיין המזוג כמו שנזכר כשלא ישן ואפי׳ לקח ממנו ד׳ דרהם או ג׳ מאות דרהם או יותר מזה מעט בלילי ימות הגשמים שזה טוב ומרטב לגוף. ואם היה המנהג שלא יקח שום דבר על היין אלא יפטיר במעט גרעיני פסתק קלוי במי לומי או מלח ⟨או⟩ במעט קליפת אתרוג מרוקח בסוכר או כסברתא קלויה הוא הנכון. ואם היה המנהג בלקיחת מעט מהמאכל על היין יותר טוב מה שיקחהו תרנוגלין צלויים בשפוד ויהיו אותם התרנוגלין אבוסים כמו שזכרנו בקמח שעורים וחלב ותאנים וגרעיני החטים. ואל יחשב מחשב שההפטרה בקליפת האתרוג המרוקח בסוכר מחמם המזג שקליפת האתרוג שוה בין החום ובין הקור והיא רפואה לבית יסמך להפטיר בה. וכשיהיה מהבקר כשיעור מהשינה ינהיג זו ההנהגה עצמה ולא ישנה שום דבר ⟨...⟩

(41.) אם כשיתאכל המאכל אחר לקיחת או⟨תו⟩ השיעור המועט מהיין קודם אכילת הערב או בסוף הלילה. זה הכלל לא יהיה זה הפועל לא על רעבון ופניות האצטומכא ולא על התמלאות האצטומכא במאכל וכמו כן שתיית היין לא ישתה והמאכל באצטומכא לא נתעכל מפני שהוא מפגגו ויוציאו קודם התבשלו ולא האצטומכא פנוייה צריכה ללקיחת המזון שהוא אז מחמם המזג[ו] [חמם] ויכאיב הראש ושורף הלחות אלא כשיתחיל המאכל בעיכול.

42. ובכל שבוע יקח מאותה המרקחת השוה העשויה באודם ולא יטייל אותו היום או מאותו האטריפל או מאחד הנוסחאות הנזכרות בקאנון מרפוא⟨ו⟩ת המור. ואין דרך ללקיחת מרקחת שיהיה בה שום דבר מהגנדבאדסתר בשום פנים אלא יסיר הגנדבא⟨ד⟩סתר מכל רפואה של מור שיקח ממנו אדוננו. זו הנהגת הזמן שיהיה האויר בו קר.

43. אבל בזמן החום אל יעור מהשינה כי אם אחר שעה מהיומם ויקח מהמשקים הסכנגבין של ורד והצמוקי והמשקה שזכרנוהו בפ׳ הג׳ מאותו המאמר ויטייל בקור האויר ויזון בתבשילים הנוטים אל הקור ויישן זמן ארוך מתוך שמיעת ה⟨מ⟩יתרים כמו שקדם ולא יקח מאותו היין המזוג אלא מעט ולא ישכים בלילה וימעט המשגל מהרגל החורף ויקח רפואת המור הקר שזכרנוהו חלף מרקחת רפואת האודם השוה. ואם רצה לשתות שום דבר מהיין יהיה בסוף היומם עד שיקח ממנו השיעור הנזכר ויישן בתחלת הלילה או בסוף השעה השינית ממנו ואם לקח מרפואת האודם הקר יהיה זה טוב. ויהיה הפוקאע שישתהו אחר המרחץ בתמר

1 ואם לא היה המנהג שיאכל בערב: وإن كان ليس ثمّ عشاء a 2 מהלקח: ש² הלוקח ש 3 הישיבה: المقام a 4 כשלא ישן: إذا لم يتعش HU إذا لم ينعم NP ‖ ד׳ דרהם או ג׳ מאות דרהם: مائتين درهما أو ثلث مائة درهما a 6 ⟨או⟩: أو a 7 בסוכר: أو بحبّ آس محمّص add. a ‖ הנכון: الأولى a 11 כשיעור: emendation editor השיעור ש 12 דבר: طول زمان ... ١٤. وأما الوقت الذي يعوّل فيه على الجماع فله وقتين: add. a 14 הפועל: בלקיחת .add ש .del ש² 16 מפגגו: emendation editor מפנגו ש ‖ האצטומכא: = المعدة P والمعدة HNU 18 יקח: باكرا مثقالا واحدا add. a 25 מעט: جدّا add. a 26 השוה: om. a

הנדי וסוכר ומור וכאפור מעט וירפה המעים כשיצטרך לזה במשרת הראונד והתמר הנדי כמו שזכרנו בפ׳ הג׳ מאותו המאמר וכמו כן ⟨המשקה⟩ שהרכבנוהו.

44. וכשיתחזק החום אי אפשר על כל פנים מלקיחת כשך השעורים המורכב בכל יום כשיקום מהשינה קודם הטיול בשעה חלף מהמשקים הנזכרים או יקחהו בעת השינה ויישן עליו חלף ממה שמעסיקין האצטומכא בו ממזון או משקה. ונוסחתו כפי מה שצריך לו אדוננו כך יוקח מהשעורים המקולף שיש לו מעת שנקצר ששה חדשים ארבעים דרהם זרע שאהתרג מרוסס וזרע הנדבא מרוסס ולשון שור מכל א׳ ד׳ דרהם זרע כשכאש עראקי מרוסס ⟨ב׳ דרהם⟩ צנדל לבן מרוסס דרהם סנבל רביע דרהם פרח שבת חצי דרהם שמן זית טוב מערבי או כנעני כרכומי המראה ממולט ממרירות הטעם ג׳ דרהם יושם כל זה בפעם אחת בקדרה ויושם על זה מהמים אלף דרהם ויורם על אש של פחם עד שיחסר חצי המים ואז ישים עליו ו׳ דרהם חומץ יין וישלים בישולו עד שישאר ממנו פחות מהרביע ויראה מראהו אדום ואז יסוננ ויושם ממנו חצי דרהם מלח ויוקח לבדו בלי משקה ואחר שתיתו בשעה יקח כף ממשקה לימו.

45. וראוי לאדוננו שישגיח בזה מאד ויכוין אליו ויתמיד הרגילו שהוא עומד כנגד יבשות המרה השחורה ומשוה הלחות הנוטים ומסיר שריפתם ומעבה אותן האדים העולים אל הלב ולמוח הראש ומונע מעלייתם ומקרר המזג בשוה ומיפה הענין בכל מה שקובל ממנו אדוננו שבקראט אומר ⟨...⟩.

1 וכאפור מעט: emendation editor מעט וכאפור ש وكافور يسير a   2 ⟨המשקה⟩: الشراب a
6 ארבעים: emendation editor ארבעה ש أربعين a   7 כשכאש: emendation editor כשקאש
ש ‖ ⟨ב׳ דרהם⟩: درهمين a   8 לבן: دهن add. a ‖ שבת: emendation editor שבה ש ‖ מערבי: emen-
dation editor מענבי ש   9 זה: القدر add. a   11 ויושם ממנו: ويلقى في صفوه a   16 אומר: end of ש

Glossary

Translation	Anonymous 1	Anonymous 2	Maimonides	
crushed silk	–	אבריסם מקוצץ/ משי מקוצץ	إبريسم: إبريسم مقرّض 21	1
citron	–	אתרוג	أترجّ 20,23 ← حمّاض قِشْر	2
to be affected	קיבל רושם	פעל	(أثر) تأثّر 17	3
trace	רושם	פעולה	أَثَر 2,17	4
plums	–	אגאץ/אפרונא	إجّاص 3,9,30	5
lifespan	–	–	أجل 48	6
to prepare	–	לקח	(أخذ) اتّخذ 26	7
prepared	–	נלקח	متّخذ 26	8
successors	–	–	متأخّر: متأخّرون 33	9
hydromel	–	אדרומאלי	ادرومالي 33,36,39	10
			آس ← حبّ	
French lavender	–	אסטוכודוס	أسطوخودس 21	11
spinach	–	אספנאך/האספנאך	إسفاناخ 6,30	12
isfīdabāj	–	–	بإسفيدباج 30	13
basic [cause]	–	עיקר	أصل 15	14
the root (cause) of the disease	זה החולי	עיקר החלי	- المرض 17	15
these are its essential and basic ingredients	–	זהו העיקר והשאור	-: فهذا هو الأصل والخمير 21	16
roots	שורש	שרשים	أصول 2	17
eradicating	לשרש	הסרה	استئصال 2	18
			أصلي ← سوء، مزاج	

(*cont.*)

Translation	Anonymous 1	Anonymous 2	Maimonides	
iṭrīful	–	אטריפל	إطريفل 19,39,42	19
epithyme	–	אפיתמון/אפתימון	أفثيمون13,21,22 ← مطبوخ	20
opium	–	אפיון	أفيون 21	21
to eat	–	אכל	أكل 28,31	22
eating	אכילה	אכילה	أكْل 6,11,37	23
to get (be) used to	הורגל	הרגיל	ألف 17,36	24
to compose	–	חיבר	ألّف 20,21	25
familiar	מורגל	–	مألوف 34	26
pain	כאב	כאב	أَلَم 1	27
pains	–	כאבים	آلام 35	28
the commandments of the religious law	–	–	أمر: الأوامر الشرعية 48	29
religious commandments and prohibitions	–	–	-: الأوامر والنواهي الشرعية 49	30
			أندلس ← بلد	
vessels	–	כלים	إناء: أواني 28	31
the people of Syria	–	אנשי אר⟨ץ⟩ יש⟨ראל⟩	أهل: أهل الشأم 30	32
the people of Syria-Palestine and Egypt	אנשי ארץ ישראל ואנשי מצרים	אנשי ארץ ישר׳ ואנשי מצרים	- الشأم وأهل مصر 2	33
those who [practise] this Art	–	אנשי המלאכה	- الصناعة 0	34
ounce	אוקיא	אוקיה	أوقية 2	35
a Syrian ounce	אוקי׳ שאמיה ר״ל מארץ ישראל	אוקיה כנענית	- شامية 2	36
a Syrian ounce	אוקי׳ שאמיה	האוקיה הכנענית	-: الأوقية الشامية 2	37

(*cont.*)

Translation	Anonymous 1	Anonymous 2	Maimonides	
two ounces	–	ב׳ אוקיאות	أوقيتان 36	38
ounces	אוקיות	אוקיו׳	أواق 34	39
			بادرنجوية ← بزر، عصارة، ورق	
			باذروج ← بزر	
eggplant	–	עכביות	باذنجان 12	40
vapors	אדים	אדים	بخار: أبخرة 10,12,45	41
black vapors	–	אדים שחורים	-: أبخرة سوداوية 3	42
the smoky vapors	האידים	האדים העשנים	-: الأبخرة الدخانية 2	43
melancholic vapors	–	העשנים השחורים	-: الأبخرة السوداوية 18	44
in the form of a crisis	על צד מצדדי הבחראן ר״ל הגבולי	על דרך פאות הבחארין	بحران: على جهة من جهات البحارين 1	45
			بدن ← عضو	
			برباريس ← عصارة	
to cool	קירר	קירר	(برد) برّد 2,3,45	46
coldness	–	קור	برد 43	47
cold weather	–	קרירות האויר/קור האויר	- الهواء 31,35,38	48
cold weather	–	קור האויר	برودة: برودة الهواء 43	49
cooling	קרר	הנהגה (= تدبير PU)/ הקרר/קרירות/קירור	تبريد 3,8,10,15	50
cold	–	קר	بارد 12,21,38,39,43 ← دواء، مزاج، ماء	51
			مبرّد ← سلائق	

(*cont.*)

Translation	Anonymous 1	Anonymous 2	Maimonides	
purslane seed	–	–	بزر: بزر بقلة الحمقاء 22	52
melissa seed	זרע תרנג׳אן	זרע תרנגאן	- ترنجان 8	53
Iraqi poppy seed	–	זרע כשכאש עראקי	- خشخاش عراقي 44	54
purslane seed	זרע רגילה הוא ברדולגש	זרע הרגלה	- رجلة 10	55
myrtle seed	זרע הדס	זרע הדס	- ريحان 8	56
fumitory seed	–	זרע שאהתרג	- شاهترج 44	57
fleawort seed	–	בזרקטונא	- قطونا 8	58
endive seed	–	זרע הנדבא	- هندباء 44	59
cucurbit seed	–	זרע יקטין	- يقطين 9	60
seeds of *badaranjūya*	–	–	- البادرنجوية 21	61
seeds of sweet basil	–	זרע הבאדרוג	- الباذروج 21	62
melon seed	–	זרע האבטחים	- البطّيخ 25	63
purslane seed	–	זרע ירק השוטה	- البقلة الحمقاء 25	64
asphodel seed	–	בזר אלחנתי	- الخنثى 22	65
lettuce seed	–	זרע החזרת	- الخسّ 25	66
purslane seed	–	זרע הרגלה	- الرجلة 30	67
seeds of *falanjamushk*	–	זרע הפלינגמשך	- الفلنجمشك 21	68
cucumber seed	–	זרע הקשואים	- القثّاء 21,25	69
gourd (pumpkin) seed	–	זרע הקרע	- القرع 25	70
endive seed	–	זרע העולשין	- الهندباء 21	71
cucurbit seed	–	זרע היקטין/זרע היקטן	- اليقطين 9	72

(*cont.*)

Translation	Anonymous 1	Anonymous 2	Maimonides	
mace	–	–	بسباسة 40	73
coral	–	בסד	بسد 21,25	74
to dilate	–	הרחיב	بسط 36	75
to dilate the soul	הרחיב הנפש	הרחיב הנפש	- النفس 2,36	76
dilating the soul	הרחבת הנפש	הרחיב הנפש/ הרחבת הנפש	بَسْط: بسط النفس 2,33	77
its dilation of the soul	מרחיב הנפש	הרחבתו לנפש	-: بسطه للنفس 2	78
its dilating and exhilarating [effect] on the soul	הרחבת הנפש ושמחתה	הרחבת הנפש והשמחה	-: بسطه للنفس وتفريحه 2	79
individual (basic) ingredients	פשוטים	פשוטים	بسيطة: بسائط 20,34	80
to lance	פתיחה באיזמל	פתח	بطّ 1	81
melons	אבטיחים	אבטחים	بطّيخ 11 ← بزر، ماء	82
			بقلة الحمقاء ← بزر	
moisture	–	מכה/בלילות	بلّة 9	83
the land of al-Andalus	ארץ אנדלוס	ספרד	بلاد: بلاد الأندلس 2	84
hot countries	–	הארצות החמות	-: البلاد الحارّة 12	85
countries	–	ארצות	بلاد 12	86
most effective	יותר מגיע הכונה הנזכרת	יותר נמרץ	أبلغ 2	87
phlegm	–	לחה לבנה	بلغم 3,15 ← لزوجة	88
the inflamed phlegm	–	הלחה השרופה	-: البلغم المحترق 6	89
			بنفسج ← دهن	
			بنية ← ضعف	

(*cont.*)

Translation	Anonymous 1	Anonymous 2	Maimonides	
white behen	–	בהמן לבן	بهمن: بهمن أبيض 21,25	90
red behen	–	בהמן אדום	- أحمر 21	91
			بول ← إدرار	
white colored	הלבן המראה	הלבן הנראה	أبيض: الأبيض اللون 29	92
			بيضاء ← خمر	
			ترنجان ← بزر	
manna	–	תרנגבין	ترنجبين 21	93
apples	תפוחים	תפוחים	تفّاح 8,10,11 ← ربّ، عصارة، ماء	94
tamarind	–	תמר הנדי	تمر هندي 15,30,43 ← نقيع	95
circular earthen oven	–	תנור	تنّور 27	96
figs	–	תאנים	تين 28,38	97
dried figs	–	התאנים היבשים	-: التين اليابس 28	98
			ثفل ← عكر	
mithqāl	–	שקל	مثقال 21,22,23,25,42	99
two *mithqāls*	–	שני שקלים/ שני משקלים	مثقالان 21,23	100
mithqāls	–	משקלים/שקלים	مثاقيل 25	101
to compel	–	–	جبر على 48,49	102
coercion	–	–	جَبْر 49	103
			جبن ← ماء	
			جداء ← لحوم	
zedoary	–	זראונד	جدوار 21	104

(*cont.*)

Translation	Anonymous 1	Anonymous 2	Maimonides	
			جدي ← لحم	
suckling kid	–	⟨גדי⟩ יונק	-: الجدي الرضيع 32	105
elephantiasis	–	רתן	جذام 28	106
to try	ניסה	ניסה	(جرب) جرّب 2,21,33	107
part	–	חלק	جزء 20	108
particular	–	חלקים	جزؤية 0	109
			جزئيات ← موجودات	
body	גוף	גוף	جسد 2,36	110
body	גוף	גוף	جسم 1,38,48 ← سطح، ملمسة	111
to dry	–	ייבש	(جفّ) جفّف 9	112
drying	–	היבשה	تجفيف 13	113
			مجفّف ← ورد	
juleb	–	גולאב	جلاب 26	114
sexual intercourse	–	משגל	جماع 41,43 ← تقليل	115
wild frenzy	–	–	جنون: الجنون السبعي 24	116
castoreum	–	גנדבאדסתר	جندبادستر 21,23,42	117
ignorance	–	–	جَهْل 49	118
ignorant	–	–	جاهل 49	119
to improve	–	–	(جاد) جوّد 9	120
the excellence of the intellect	–	–	جودة: جودة ذهن 46	121
the quality of the flour	–	טוב החטה	- القمح 27	122

(cont.)

Translation	Anonymous 1	Anonymous 2	Maimonides	
nutmeg rind	–	אגוז בוא	جوز بوّا 23	123
when one is hungry and has an empty stomach	–	על רעבון ופניות האצטומכא	جوع: على جوع وخلو معدة 41	124
essence	עצמות	–	جوهر 16	125
myrtle seed	–	–	حبّ: حبّ آس 38	126
pomegranate seeds	גרעיני הרמון	גרעיני הרמונים	- الرمّان 10,40	127
grains of wheat	–	גרעיני החטים	حبوب: حبوب القمح 38	128
pistachio kernels	–	גרעיני פיסתק	حبّة: حبّات فستق 36,38	129
suffering from constipation	–	–	محتبس 45	130
to be hard as a stone	–	–	(حجر) تحجّر 39	131
Armenian stone	–	אבן ארמיני	حَجَر: حجر أرمني 21	132
washed lapis lazuli	–	אבן הלאזורד רחוץ	- اللازورد مغسول 21	133
Armenian stone	–	האבן הארמיני	-: الحجر الأرمني 13	134
partridge	–	קורא	حجل 28	135
to warn	–	–	(حذر) حذّر 48	136
hot	חם	חם	حارّ 1,2,21,38 ← بلد، سوء، طرف، مزاج، ماء	137
heat	–	חמימות/חום	حرّ 3,43,44	138
when the weather is hot	–	בחום האויר	-: في حرّ الهواء 31	139
those with a hot [temperament]	חמי המזג	חמי המזג	محرور: محرورون 34	140
those who have a hot temperament	–	חמי המזג	-: محروري المزاج 6	141

(*cont.*)

Translation	Anonymous 1	Anonymous 2	Maimonides	
heat	–	חמימות	حرارة 20,26	142
			منحرف ← أخلاط	
burning	–	שריפה/שרפה	احتراق 3,15,45	143
			محرق ← حمّى، سرطان	
			محترق ← بلغم	
to move	התעורר	התנועע	(حرك) تحرّك 1	144
pace	–	תנועה	حركة 36	145
forbidden	–	–	حرام 48	146
to improve	–	התיפה	حسن 36	147
to improve/to be whole-some	היטיב/תיקן	ייפה	أحسن 2,7,15,45	148
soundness of perception		–	حُسْن: حُسْن تصوّر 5	149
improving	–	ליפות	تحسين 33	150
beneficence	–	–	إحسان 49	151
to harvest	–	קצר	حصد 44	152
crops	–	זפקים	حاصل: حواصل 28	153
wisdom	–	–	حكمة 47	154
			حليب ← لبن	
to dissolve	–	התיר	حلّ 20	155
to dissolve	–	חולל	حلّل 12	156
permitted	–	–	حلال 48	157
dissolving	–	–	تحليل 40	158
sweet	–	מתוק	حلو 30	159

(cont.)

Translation	Anonymous 1	Anonymous 2	Maimonides	
dry sweatmeats	–	המתיקה היבישה	حلواء: الحلواء اليابسة 36	160
to have a fever	ארע לו קדחת	נתחמם	حمّ 11	161
extremely inflaming ardent fevers	–	החממיות השורפות החזקות בהתהלבות	حمّى: الحمّيات المحرقة الشديدة التلهّب 6	162
acute, burning fevers	–	החמימיות החדות המתלהבות	-: الحمّيات الحادّة الملتهبة 13	163
bad malignant fevers	הקדחות הרעות המעופשות	החמימות הרעים הגדולים	-: الحمّيات الرديئة الخبيثة 11	164
bathhouse	–	מרחץ	حمّام 18,40,43	165
bathing	–	רחיצה	استحمام 5	166
			محمود ← دم	
redness	אודם	אדמומית	حمرة 29	167
red	–	אדום	أحمر 44 ← ورد	168
roasted	–	קלוי	محمّص 38	169
acidity	–	–	حمض 45	170
sourness	–	חמצות	حموضة 30	171
sorrel	–	חומאץ	حمّاض 8,40	172
the acidic inner part of the lemon	–	חמוץ של אתרוג	-أترجّ 30	173
sour	–	חמוץ	حامض 31 ← ماء	174
to be applied below	הונח	סבל	(حمل) احتمل 1	175
to heat	–	חימם	(حمي) أحمى 38,41	176
white flour	–	סולת נקיה	حوّارى 27	177
to transform	שינה	חולל	(حال) أحال 2	178

(*cont.*)

Translation	Anonymous 1	Anonymous 2	Maimonides	
condition	–	ענין	حال 39,45	179
			استحالة ← سرعة	
			خبيث ← حمّى	
to bake	–	אפה	خبز 27	180
bread	–	לחם	خُبْز 27	181
to come out/to leave	–	יצא	خرج 14,37,40	182
to expel	הוציא	יצא/הוציא	أخرج 1,41	183
to withdraw blood	–	הוציא מהדם	- من الدم 14	184
coming out/dis-charge/leaving	להוציא/לצאת/ הוצאה	לצאת/צאת/יציאה	خروج 1,2,33,40	185
autumn	–	יומי תשרי	خريف 13	186
lamb	–	טלאים	خروف: خراف 28	187
a finely woven piece of cloth	–	מטלית קלה	خرقة: خرقة مهلهلة 13	188
cloths with sandalwood	–	המטליות המצונדלות	خرق: الخرق المصندلة 6	189
treasury/chicken coop	–	אוצר/חרבה	خزانة 19,28	190
lettuce	–	חזרת	خسّ 6,30 ← بزر	191
the wood of the olibanum tree	–	עץ הכדר	خشب: خشب الكدر 25	192
poppy	–	כשכש/כשכאש	خشخاش 9	193
			خشخاش عراقي ← بزر	
specific property	סגולה	סגולה	خصوصية 2,28,32	194
specific property	סגולה	–	خاصّية 16	195

(*cont.*)

Translation	Anonymous 1	Anonymous 2	Maimonides	
			أخضر ← رازيانج	
			خضراء ← فاكهة، كزبرة	
the lightness of his mind	–	קלות דעתו	استخفاف: استخفاف عقله 36	196
palpitation	–	כפקאן	خفقان 20,25	197
vinegar	–	חומץ	خلّ 30,33	198
wine vinegar	–	חומץ יין	- خمر 44	199
throbbing of the heart	–	רפפות הלב	اختلاج: اختلاج القلب 20	200
			خالص ← مسك	
to mix	–	עירב	خلط 28	201
to be taken with	נתערב	נתערב	خالط 10	202
humor	–	לחה	خِلْط 6,11	203
the black bile	הליחה השחורית	הלחה השחורה/ המרה השחורה	-: الخلط السوداوي 2,45	204
humors	ליחות	לחות	أخلاط 1,41	205
the disordered humors	–	הלחות הנוטים	-: الأخلاط المنحرفة 45	206
the melancholic humors	–	הלחות השחורות	-: الأخلاط السوداوية 28	207
the corrupt humors	–	הלחות המופסדות	-: الأخلاط الفاسدة 28	208
moral habitude	–	טבע	خُلْق 36	209
			خلو ← جوع	
empty	–	פנוי	خالٍ 41	210
to ferment	–	חימץ	(خمر) خمّر 21	211
wine	יין	יין	خَمْر 2,30,33,34,48 ← خلّ	212

(*cont.*)

Translation	Anonymous 1	Anonymous 2	Maimonides	
thin white wine	–	יין לבן דק	- بيضاء رقيقة 33	213
the wine part	היין	היינית	خمري: الخمرية 2	214
			خمير ← أصل، ظاهر	
basic ingredients	–	שאור	خميرة 21	215
			خنثى ← بزر	
peaches	אלכוד והם האפרסקים	אפרסקין/כַּוְּד	خوخ 11,30 ← نقيع	216
of peach	–	אפרסקי	خوخي 15	217
cucumber	–	מללפון	خيار 6	218
good	–	–	خير 49	219
good deeds	–	–	خيرة: خيرات 47,49	220
the patient has the option	–	–	مخيّر: المريض مخيّر 48	221
he has the choice	–	–	-: هو المخيّر 48	222
to imagine	–	–	(خال) تخيّل 49	223
cinnamon	–	דארציני	دارصيني 15,21	224
a *dāniq*	–	דאנק	دانق 21	225
two *dāniq*s	–	ב׳ גרות	دانقان 21	226
to adhere to a regimen	–	–	(دبر) دبّر—نفسه 46	227
if this would be his ... regimen	–	וכשיהיה ... ינהיג זו ההנהגה	-: فإذا كان ... يدبّر هذا التدبير 38	228
to manage	–	הנהיג	تدبّر 28,35	229
regimen	הנהגה	הנהגה	تدبير 3,6,7,9,19,28,35,36, 38,42 ← دبر، ترتيب، صورة	230

(*cont.*)

Translation	Anonymous 1	Anonymous 2	Maimonides	
regimen of health	הנהגת הבריאות	הנהגת הבריאות	- الصحّة 10	231
the beneficial regimen	–	–	-: التدبير النافع 48	232
On the Regimen of Health	בהנהגת הבריאות	בהנהגת הבריאות	-: في تدبير الصحّة 2	233
prepared	–	מורכב	مدبّر 44	234
chickens	–	תרנגולת/תרנגלות/ תרנוגלות	دجاج 28,30,31 ← أمراق، لحم	235
			دخاني ← بخار	
through stimulating mic- turition	דרך השתן	בהרקת השתן	إدرار: بإدرار البول 2	236
experience	–	זריזות	دربة 20	237
francolin	–	–	درّاج 28	238
			إدراك ← ضعف	
dirham	–	דרהם	درهم 13,21,23,24,37, 38,44	239
two *dirhams*	שני דר׳	שני דרהם	درهمان 2,21,22,25,44	240
dirhams	דר׳	דרהם	دراهم 2,21,22,25,31,37, 39,44	241
false leopard's bane	–	דרונג	درونج 25	242
Greek false leopard's bane	–	דרונג רומי	- رومي 21	243
to expel	דחה	דחה	دفع 1	244
to be dispelled	–	נדחה	اندفع 1,2	245
removal/expulsion	לדחות	לדחות	دَفْع 0	246

(*cont.*)

Translation	Anonymous 1	Anonymous 2	Maimonides	
On the Repulsion of the Harm of the Nutrients	–	בדחיית הזקות המזונות	-: في دفع مضارّ الأغذية 20	247
			دافع ← قوة	
barley meal	–	קמח שעורים	دقيق: دقيق شعير 28,38	248
to indicate	–	הורה על	دلّ: دلّ على 3	249
clear proof	–	ראיה ברורה	دليل: دليل واضح 18	250
symptoms	–	ראיות	دلائل 3	251
blood	דם	דם	دم 0,2,13,14 ← أخرج، ترويق، سيلان، عكر، غِلَظ	252
wholesome blood	דם חשוב	דם משובח	- محمود 2	253
thick turbid blood	–	דם עבה עכור	- غليظ عكر 12	254
natural blood	הדם הטבעי	הדם הטבעי	-: الدم الطبيعي 2	255
brain	מוח	מוח הראש	دماغ 2,18,45	256
to turn its use into a regular habit	–	התמיד הרגילו	(دمن) أدمن اعتياده 45	257
oil of violets	–	שמן הבנפסג	دهن: دهن البنفسج 5	258
almond oil	–	שמן שקדים	- اللوز 13	259
basting	–	משיחה	دهان 32	260
			دَهِن ← صندل	
anointing	–	משיחה	تدهّن 5	261
			أدوار ← ناب	
to persevere	–	התמיד	(دام) داوم 35	262
to use continuously	הרגיל העשותם	התמיד עשיתן	-: أدام استعمالها 17	263

(cont.)

Translation	Anonymous 1	Anonymous 2	Maimonides	
continuous use	התמדה	התמדה/להתמיד	مداومة 17,28	264
remedy	תרופה	רפואה	دواء 17,20,21,43	265
an excellent remedy	–	רפואה חשובה	- شريف 20	266
a cardiac remedy	–	רפואה לבית	- قلبي 38	267
exhilarating cardiac remedy	–	רפואה לבית משמח	- قلبي مفرّح 32	268
musk remedy	–	–	- مسك 42	269
the cool musk remedy	–	רפואת מור קרה	- مسك بارد 20	270
the cool musk remedy	–	רפואת המור הקר	دواء المسك البارد 43	271
medications	סמים/מאכלים ותרופות	עיקרים/סמנין/ רפואות	أدوية 1,2,10,20,22,23,34	272
cardiac medicaments	סמים לביים	–	- قلبية 16	273
the musk medicaments	–	–	- المسك 42	274
weak remedies	הסמים החלשים	הרפואות החלושות	-: الأدوية الضعيفة 17	275
the remedies which are extremely powerful	הסמים החזקים מאד בתכלית	הסמנין החזקות	-: الأدوية القوية جدّا في الغاية 17	276
On Cardiac Remedies	–	ברפוא(ו)ת הלביות	-: في الأدوية القلبية 21	277
			دوائي ← أفعال	
medicinal effect	רפואיות	רפואותית	دوائية 34	278
the next world	–	–	دار: الدار الأخرى 48,49	279
this world	–	–	-: هذه الدار 48,49	280
sharpening	–	הטהרה	تذكية 28	281
gold	זהב	–	ذهب 16 ← سحالة	282

(*cont.*)

Translation	Anonymous 1	Anonymous 2	Maimonides	
mind	–	שכל	ذهن 28 ← جودة	283
fresh fennel	–	שומר לח	رازيانج: رازيانج أخضر 30	284
rhubarb	–	ראונד	راوند 4,13 ← نقيع	285
apple rob	–	דבש התפוחין	ربّ: ربّ التفّاح 23,25	286
rob of pomegranate	–	דבש הרמונים	- الرمّان 25	287
rob of quince	–	דבש החבושים	- السفرجل 25	288
the thickened juice of the olibanum tree	–	דבש הכדר	- الكدر 25	289
spring	–	ניסן	ربيع 13	290
preserved	–	מרוקח	مربّا 38 ← ورد	291
the [concrete] arrangement of the regimen	–	הסדרת ההנהגה	ترتيب: ترتيب التدبير 34,35	292
purslane	–	רגלה	رجلة 6 ← بزر	293
mercy	–	–	رحمة 49	294
to weaken	–	הרפה	(رخي) أرخى 3	295
to be weakened	–	נתרפה	ارتخى 3,9	296
loosening	–	מרפה	إرخاء 13	297
crushed	–	מרוסס	مرضوض 44	298
			رضيع ← جدي، لحم	
to be moistened	–	התרטב	رطب 3	299
to moisten	הרטיב	ריטב	رطّب 2,28	300
moist	לח	לח	رَطْب 2,12,26 ← فاكهة، فواكه	301

(*cont.*)

Translation	Anonymous 1	Anonymous 2	Maimonides	
moisture	רטיבות	רטיבות	رطوبة 2	302
moistening (effect)	–	שלשול/רטיבות	ترطيب 6,9	303
moistening	–	מרטב	مرطّب 38	304
raṭl	ליט'	רוטל	رطل 34	305
Egyptian *raṭls*	ליטרי	רוטלים מצריים	-: أرطال مصرية 34	306
tremor	רעש	רעש	رعشة 2	307
grazing	–	רועה	راعٍ 28	308
loaves	–	חלות	رغيف: أرغفة 27	309
foam	קצף	קצף	رغوة 34 ← عسل	310
compassion	–	–	رِفْق 49	311
gently	–	בנחת	-: بالرفق 26	312
fine	רקיק	דק	رقيق 29 ← خمر، شراب	313
			رقّ ← مالك	
to ascend	–	עלה	(رقي) تراقى 12	314
ascend	עלייה	לעלות/עלייה	ترقٍّ 10,45	315
ascending	–	עולה	مترقٍّ 45	316
to ride	–	רכב	ركب 36	317
to compound	–	הרכיב	ركّب 14,40,43	318
compound	–	הרכבה	تركيب 21,25	319
			مراكب ← ليمو	
pomegranates	רמונים	רמונים	رمّان 11 ← حبّ	320
of pomegranate color	–	רמוני	رمّاني 24	321

(*cont.*)

Translation	Anonymous 1	Anonymous 2	Maimonides	
winds	רוחות	רוחות	ريح: رياح 2	322
aroma	ריח	ריח	رائحة 29	323
to do physical exercise	–	טייל	(راض) ارتاض 39,43	324
exercise	–	טיול	رياضة 5,12,18,36,40,44	325
			← ضعف	
the clarification of the blood	–	סינון הדם	ترويق: ترويق الدم 14	326
			ريحان ← بزر	
raisins	–	צמוקים	زبيب 30,36	327
			زبيبي ← سكنجبين	
dunghill	–	–	مزبلة 28	328
bitter ginger	–	זרנאבד	زرنباد 21,25	329
saffron	–	כרכום	زعفران 21,22,25,32	330
emerald	זמראד	–	زمرّد 16	331
ginger	–	זנגביל	زنجبيل 23	332
dill flowers	–	פרח שבת	زهر: زهر شبتّ 44	333
fragrant olive oil from the Maghreb or Syria-Palestine	–	שמן זית טוב מערבי או כנעני	زيت: زيت طيّب مغربي أو شامي 44	334
Indian malabathrum		סאדג הנדי	ساذج: ساذج هندي 21	335
	–		سبعي ← جنون	
cause	–	סבה	سبب 6	336
causes	–	סבות	أسباب 0	337
			سَحْق ← مسحوق، ياقوت	

(*cont.*)

Translation	Anonymous 1	Anonymous 2	Maimonides	
pulverized	–	שחוק	مسحوق 21,25	338
thoroughly pulverized	–	⟨שחוק⟩ שחיקה חזקה	- سحقا شديدا 25	339
gold filings	–	שחיקת הזהב	سحالة: سحالة ذهب 21	340
to be warmed	–	התחמם	سخن 36	341
to heat	חימם	חימם	أسخن 1,2,12	342
heating	–	חימום	إسخان 20	343
burned river crabs	–	סרטן נהרי שרוף	سرطان: سرطان نهري محرق 21,25	344
quick transformation	מהירות התעכל והשתנות	מהירות פסידות/ ⟨מהירות⟩ ההפסדות	سرعة: سرعة استحالة 6,11	345
surface of the body	–	שטח הגוף	سطح: سطح الجسم 12	346
powders	ספוף	שתיתות	سفوف: سفوفات 10	347
quinces	חבושים/ספרג׳ל	חבושים	سفرجل 10,11 ← ربّ	348
spit	–	שפוד	سفّود 31,38	349
			سفرجلي ← سكنجبين	
quieting	–	הפלה	إسقاط 32	350
to bast	–	השקה	سقى 31	351
to intoxicate	שיכר	שיכר	(سكر) أسكر 2	352
sugar	סוכר/סכר	סוכר	سكّر 10,30,33,34,38,40,43	353
crystalline sugar	–	סוכר טברזד	- طبرزد 26	354
crystalline sugar	–	הסוכר הטברזד	-: السكّر الطبرزد 20	355
to rest	–	נח	سكن 36	356

(*cont.*)

Translation	Anonymous 1	Anonymous 2	Maimonides	
oxymel	–	סכנגבין	سكنجبين 33 ← شراب	357
oxymel of raisins	–	–	-: السكنجبين الزبيبي 39	358
oxymel of quinces	סוכנגבי״ ספרגלי	הסכנגבין	-: السكنجبين السفرجلي 7	359
oxymel of roses	–	–	-: السكنجبين الوردي 39	360
oxymel of roses and raisins	–	הסכנגבין של ורד והצמוקי	-: السكنجبين الوردي والزبيبي 43	361
beet	–	–	سلق 30	362
boiled	–	שלוק	مسلوق 30,31	363
the water in which it is cooked	–	שליקה/שליקות	سليق 30,31	364
cooling boiled vegetables	–	המושלקים המקררים	سلائق: السلائق المبرّدة 15	365
cassia	–	סליכה	سليخة 21	366
listening	–	שמיעה	سماع 43	367
those that have been force-fed	–	מה שמשמנין אותו ביד	سمن: الذي يسمن بالتلقيم 28	368
it should not be exceedingly fat	–	ולא יהיה שמן הרבה	سِمْن: ولا يكون مفرط السمن 28	369
fat	–	שמן	سمين 28	370
senna of Mecca	–	סנא מכי	سنا: سنا مكي 22	371
senna of Mecca	–	הסנא המכי	-: السنا المكّي 13	372
nard	–	סנבל	سنبل 15,21,30,44	373
to stay awake	–	השכים	سهر 43	374
strong purgatives	–	המשלשלים החזקים	مسهل: المسهلات القوية 13	375
evil thoughts	–	רוע המחשבה	سوء: سوء الفكرة 36	376

(*cont.*)

Translation	Anonymous 1	Anonymous 2	Maimonides	
a cold bad temperament	–	רוע מזג קר	- مزاج بارد 21,23	377
a hot bad temperament	–	רוע מזג חם	- مزاج حارّ 21,22	378
his fundamental bad temperament	–	–	- مزاجه الأصلي 47	379
their hot bad temperament	–	רוע מזגם החם	- مزاجهم الحارّ 25	380
black bile	–	מרה שחורה	سوداء 3	381
			سوداوي ← بخار، أبخرة، خلط، أخلاط	
to flow out	הוגר	הוגר	سال 1	382
the flow of blood	הגרת הדם	הגרת הדם	سيلان: سيلان الدم 1	383
			شأم ← أهل	
			شامي ← زيت	
fumitory	–	שאהתרג	شاهترج 22 ← بزر	384
when he was young	–	–	شبوبية: في حال الشبوبية 47	385
			شبتّ ← زهر	
winter	–	ימות הגשמים/חורף	شتاء 30,38,43	386
wintertime	סתיו	ימות הגשמים/בוא הגשמים	-: زمان الشتاء 30,34,35	387
suet	–	חלב	شحم 28	388
every single individual	–	–	شخص: شخص شخص 47	389
evil	–	–	شرّ 49	390
evil	–	–	شرور 49	391
to drink	שתה	שתה	شرب 2,28,40,41,43	392

(*cont.*)

Translation	Anonymous 1	Anonymous 2	Maimonides	
drinking	שתייה	שתייה/שתיה	شَرْب 2,3,4,6,39,40,41, 43,44	393
draught	–	שתיה	شربة 23	394
wine/beverage/syrup	יין/משקה	משקה/יין	شراب 2,7,8,29,31,32,33, 34,36,37,38,39,40,41,43, 44,48	395
the drink of oxymel	משקה הסוכנגאבין	משקה הסכנגבין	السكنجبين 34 -	396
sandalwood syrup	–	משקה הצנדל	الصندل 3 -	397
the exhilarating drink	שתיית השראב המשמח	משקה המשמח	المفرّح 8,16 -	398
the syrup of oxtongue	משקה לשון השור	משקה לשון שור	لسان الثور 2 -	399
lemon syrup	–	משקה לימו	ليموا 44 -	400
syrup of roses	–	–	ورد 40 -	401
syrup of roses	המשקים	משקה של ורד	الورد 34 -	402
light wine	היין הרקיק	היין הדק	الشراب الرقيق 2 -:	403
the beverage that exhilarates	משקה משמח	המשקה המשמח	الشراب المفرّح 2 -:	404
syrups	משקי׳/משקים	משקים	أشربة 14,19,34,43,44	405
hypochondria	–	–	شراسيف: تحت الشراسيف 45	406
religious law	–	–	شَرْع 48	407
			شرعي ← أوامر	
lawgivers	–	–	متشرّع: متشرّعون 48	408
the eminence of the stomach	–	נשיאות האצטומכא	شرف: شرف المعدة 9	409

(*cont.*)

Translation	Anonymous 1	Anonymous 2	Maimonides	
excellent	–	חשוב	شريف 21 ← دواء	410
barley	–	שעורים	شعير 44 ← دقيق، كشك، ماء	411
to be occupied with	–	העסיק	شغل 44	412
to entertain	–	–	شاغل 37	413
to spend, occupy oneself	–	התעסק	تشاغل 36,40	414
complaint	–	קבילה	شكيّة 0	415
appetite	תאוה	תאוה	شهوة 11	416
the appetite for food	–	תאות המאכל	- الطعام 32	417
to recommend	–	–	(شار) أشار 48	418
advice	–	–	مشورة 48	419
the counsels of medicine	–	–	-: مشورات الطبّية 48	420
roasted meat	–	צלייה	شواء 31,32	421
roasted	–	צלוי	مشوي 31,38	422
roasting	–	צלייה	شيّ 31,32	423
will	–	–	مشيئة 47	424
the elder (senior) physicians	–	זקינים של רפואה	شيخ: شيوخ الطبّ 20	425
the eminent Elders	הזקנים והחשובים	הזקינים המשובחים	-: الشيوخ الفضلاء 2	426
to burn	התפשט	שרף	(شاط) شيّط 1,12,41	427
to be verified	–	נתאמת	صحّ 28	428
to be verified as true	נתאמת אצלו אמות	נתאמת אימות	- صحّة 2	429
health	–	בריאות	صحّة 12,35 ← تدبير، صحّ	430

(*cont.*)

Translation	Anonymous 1	Anonymous 2	Maimonides	
healthy	אנשים בריאים	בריאים	صحيح: أصحّاء 11	431
to cause headache	–	הכאיב הראש	(صدع) أصدع 41	432
to wrap	–	צרר	صرّ 13	433
unmixed	חי	חי	صِرْف 2	434
yellow of color	–	כרכומי המראה	أصفر: أصفر اللون 44	435
yellow bile	–	המרה האדומה	صفراء 3 ← مرّة	436
to filter	–	סינן	(صفا) صفّى 44	437
			مصفّى ← ماء	
filtrate	–	–	صفو 44	438
to be beneficial/to be suitable	נאות	ראוי/הועיל/נאות/טוב	صلح 3,6,13,20,30,32, 34,39	439
improving	–	התקנה	إصلاح 28	440
sandalwood	–	צנדל	صندل 20 ← شراب	441
oily white sandalwood	–	צנדל לבן	- أبيض دهن 44	442
			مصندل ← خرقة	
Art	–	–	صناعة 46,48	443
voice	–	קול	صوت 36	444
manner/form	–	צורה	صورة 28,40,48	445
the sort of regimen	–	צורת ההנהגה	- التدبير 35	446
their specific form	צורתם המינית	–	-: صورتها النوعية 16	447
			تصوّر ← حُسْن	
			صيد ← لحم	
summer	קיץ	קיץ/זמן הקיץ	صيف 6,15,30,34,45	448

(*cont.*)

Translation	Anonymous 1	Anonymous 2	Maimonides	
			ضأن ← لحم	
to harm	הזיק	הזיק	ضرّ 2,3,10,15,34,48,49	449
harm	–	–	ضَرّ 49	450
harm	–	–	ضرر 49	451
harm	–	הזקה	إضرار 13,30	452
			مضارّ ← دَفْع	
the weakness of our understanding	–	–	ضعف: ضعف إدراكنا 49	453
weakness of the heart	–	חלישות הלב	- القلب 25,26	454
his weak natural constitution	–	–	- بنيته الطبيعية 47	455
weakness after exercise	–	החלישות אחר הטיול	-: الضعف بعد الرياضة 18	456
			ضعيف ← أدوية	
medicine	–	–	طبّ 48,49 ← شيخ	457
			طبّي ← مشورات، مقياس	
physician	–	רופא	طبيب 0,30,48	458
the attending physician	–	–	-: الطبيب الحاضر 39	459
physicians	רופאים	רופאים	أطبّاء 0,1,2,3,9, 11,14,28,33,36,48 ← فاضل، أفضل	460
tabasheer	–	טבאשיר	طباشير 20,22,23,25	461
to cook	בישל	בישל	طبخ 10,20,26,34	462
cooking	–	בישול	طَبْخ 31,44	463
cooked	–	מבושל	مطبوخ 26,30,31	464

(*cont.*)

Translation	Anonymous 1	Anonymous 2	Maimonides	
a decoction of epithyme	–	בישול האפיתמון	الأفثيمون 13 -	465
			طبع 45 → عاق، لان، إلانة، تليين، مسك	466
nature	טבע	טבע	طبيعة 1,2,17 → تليين	467
			طبيعي → دم، ضعف	
spleen	–	טחול	طحال 14	468
			مطحون → ورد	
hot choice spices	–	–	طرف: أطراف طيب حارّة 40	469
two *ṭassūj*	–	משקל טסוגין	طسّوج: وزن طسّوجين 23	470
taste	טעם	טעם	طَعْم 29 → مرارة	471
meal/food	מאכל/אכילה	מאכל	طعام 2,7,10,11,28, 32,38,40,41 → شهوة، لون، ألوان، انهضام	472
foods	–	מאכלים	أطعمة 30,34	473
taste	–	טעם	مطعم 30	474
sunrise	–	צאת השמש	طلوع: طلوع الشمس 36	475
spicing	–	לבשם	تطييب 30	476
spices	–	–	طيب 40 → طرف	477
bird	–	עוף	طير 28	478
ṭayhūj	–	–	طيهوج 28	479
			ظلّ → ورد	
clearly raised	–	נראה השאור	ظاهر: ظاهر الخمير 27	480

(*cont.*)

Translation	Anonymous 1	Anonymous 2	Maimonides	
clearly salted	–	נראה המלח	- الملح 27	481
to knead	–	לש/לישה	عجن 20–22,25	482
kneading	–	לישה	عجّن 27	483
electuary/kneaded	מרקחת	מרקחת/מולש	معجون 16,20,21,28,42	484
two electuaries	–	שתי מרקחות	معجونان 19	485
to provide oneself with	הובחר	הכין	(عدّ) استعدّ 29	486
number	–	–	عدّة 30	487
a number of foods	–	מניני המזונות	-: أعداد الأغذية 27	488
to bring into balance	–	השוה	(عدل) عدّل 28,45	489
equilibration	–	השויה	تعديل 14,15	490
bringing into balance	–	שוה	اعتدال 45	491
balanced (healthy) sleep	–	השוית השינה	- النوم 9	492
temperate, moderate	–	בינוני/שוה	معتدل 21,38,42,43 ← مزاج، نسخة	493
the Arab [physicians]	המערב	הערב	عرب: العرب 2	494
affliction	–	מקרה	عَرَض 0	495
afflictions	מקרים	מקרים	أعراض 0,1,2,12,13,19	496
those afflictions which are firmly established	–	אותם המקרים הנחים	-: تلك الأعراض المستقرّة 0	497
affliction	–	מקרה	عارض 20	498
			عرق ← فصد	
vessels	עורקים	גידים	عروق 1 ← أفواه	499
steamed	–	מזוג	معرّق 30	500

(*cont.*)

Translation	Anonymous 1	Anonymous 2	Maimonides	
honey	–	דבש	عسل 20,21	501
bees' honey	–	דבש דבורים	- نحل 33	502
honey, skimmed of its foam		דבש מוסר הקצף	- منزوع الرغوة 22	503
to eat supper	–	אכל/ישן	(عشي) تعشّى 37,38 ← غذا	504
supper	–	ערב/אכל בערב/ אכילת הערב	عشاء 37,38,39,40,41	505
			عَصْر ← فاضل	
juice	–	שחיטה/סחיטה	عصارة 7,26	506
barberry juice	–	שחיטת ברבארים/ שחיטת הברברים	- بر باريس 7	507
oxtongue juice	–	שחיטת לשון שור	- لسان الثور 26	508
the juice of *badaranjūya*	–	הבדרנגויה	- البادرنجوية 26	509
apple juice	–	סחיטת התפוחים	- التفّاح 26	510
endive juice	–	סחיטת העולשין	- الهندباء 26	511
			معصور ← ماء	
any organ of the body	–	אבר מאברי הגוף	عضو: عضو من أعضاء البدن 9	512
members	–	אברים	أعضاء 36 ← عضو	513
thirst	–	צמאון	عَطَش 13,39	514
to punish	–	–	(عقب) عاقب 48,49	515
punishment	–	–	عقاب 49	516
to thicken	עשה	בישל	عقد 34	517
			عقل ← استخفاف	

(*cont.*)

Translation	Anonymous 1	Anonymous 2	Maimonides	
the turbid part of the blood and its sediment	עכירות הדם ושמריו	עכירות הדם ושמריו	عكر: عكر الدم وثفله 1	518
			عَكِر ← דם	
reason	סבה	סבה	علّة 17,18,34,49	519
to treat	–	ריפא	(علج) عالج 24	520
to be fed	–	היה אבוס	عُلِفَ 38	521
not stall-fed	–	שאינו אבוס	-: الذي لم يعلف 28	522
to prepare	–	עשה/עשה מעשיו	عمل 21,27,33,38	523
to use	עשה	עשה	استعمل 2,17,21,30	524
preparation	עשייה	עשייה	عَمَل 34	525
use/applying	שתות/קחת	עשיה/עשייה	استعمال 2,7,13,48 ← أدام	526
prepared	–	עשוי	معمول 30,40,42	527
grapes	ענבים	ענבים	عنب 11	528
jujubes	–	זיזב	عنّاب 3	529
ambergris	–	ענבר	عنبر 21,25	530
to take frequently	–	הרגיל	(عهد) تعاهد 20	531
taking regularly	–	–	تعاهد 45	532
balsam wood	–	עץ הבלסאן	عود: عود البلسان 23	533
Indian aloeswood	–	עץ הנדי	- هندي 21,25	534
habit	מנהג	מנהג/הרגל	عادة 11,18,27, 31,35,37,38,39,40 ← نوم	535
			اعتياد ← دمن	
customary/normal	–	מורגל/הרגל	معتاد 7,35,37,43	536

(*cont.*)

Translation	Anonymous 1	Anonymous 2	Maimonides	
if his stools are retained	–	–	(عاق) فإن انعاق الطبع 39	537
color	–	עין	عين 13	538
observers	מעיינים	רופאים	متعيّن: متعيّنون 2	539
to cause nausea	חידש אסתניסות	הביא רצון הקיא	(غثى) أغثى 10	540
to eat	–	אכל/ נזון	(غذا) اغتذى 35,36,43	541
to eat breakfast and supper	–	נזון בבקר ובערב	-: اغتذى وتعشّى 35	542
food/meal	מזון	מזון/ מאכל	غذاء، 2,7,10, 11,34,37,38,41,44	543
foods	מזונות	מזונות/מזונים	أغذية 2,10,15,17,34,40 → دَفْع، أعداد	544
			مغربي ← زيت	
			(غرق) استغرق ← نام	
to have (fall into) a deep sleep	שקע בשינה/השתקע בשינה	נרדם בשינה/שקע בשינה	- في النوم 2,36,40	545
			مغسول ← حجر	
to act dishonestly	–	–	غشّ 48	546
to thicken	עיבה	עיבה	(غلظ) غلّظ 10,45	547
thickness	–	עביות	غِلَظ 9	548
the thickness of the blood	–	עובי הדם	- الدم 12	549
thick	עב	עבה	غليظ 14,29 ← دم	550
thickening	–	מעבה	تغليظ 13	551
stewed	–	עמום	مغموم 30	552

(*cont.*)

Translation	Anonymous 1	Anonymous 2	Maimonides	
to immerse	–	הטביל	غمس 27	553
to sing	–	ניגן	(غنى) غنّى 36,40	554
singer	–	מנגן	مغنٍّ 36,37,40	555
songs	–	נגונים	أغنية: أغان 37,48	556
to open	פתח	פתח	فتح 1	557
to open	נפתח	נפתח	انفتح 1	558
opening	פתוח	פתיחה	فتّح 1	559
abatements	–	פשרות	فترة: فترات 18	560
to keep uncocted	–	פיגג	(فجّ) فجّج 41	561
uncocted matter	–	–	فجاجة 39	562
			فحم ← نار	
young chickens	–	תרנוגלין	فرّوج: فراريج 28,30,38 ← لحم	563
young chickens that are ready to fly	–	התרנוגלין	-: الفراريج الناهضة 28	564
			تفريح ← بسط	
			مفرّح ← دواء، شراب	
evacuation	–	הרקה	استفراغ 13	565
baking oven	–	פורני	فرن 27	566
pistachio	–	פסתק	فستق 30 ← حبّات	567
to be corrupted	–	נפסד	فسد 3	568
to corrupt	הפסיד	הפסיד	أفسد 10	569
			فاسد ← أخلاط	

(*cont.*)

Translation	Anonymous 1	Anonymous 2	Maimonides	
corruption	–	פסידות	فساد 28	570
to bleed	–	הקיז	فصد 14	571
to open a vessel	–	הקיז הגיד	- العرق 14	572
bloodletting	–	הקזה	فَصْد 14	573
superfluities	מותרות	יתרונות	فضل: فضول 2	574
eminent physicians in our time	–	המשובחים ברופאי דורנו	فاضل: فضلاء أطبّاء عصرنا 0 ← شيخ	575
silver	כסף	–	فضّة 16	576
the two superfluities	–	שני היתרונות	فضلة: فضلتان 33	577
virtues	–	חשיבות	فضيلة 36	578
virtues	מעלות	שבחים	فضائل 2	579
the virtues of barley groats	–	–	- كشك الشعير 45	580
the most eminent physicians	–	משובחי הרופאים	أفضل: أفاضل الأطبّاء 9,13	581
favor	–	–	إفضال 49	582
to do	הוליד	עשה	فعل 2,37,48	583
action/doing	פעל	פועל	فِعْل 1,18,20,41,49	584
their medicinal actions	פעולתם הרפואיית	פעולותן הרפואיות	أفعال: أفعالها الدوائية 17	585
brew	–	פוקאע	فقّاع 40,43	586
[evil] thoughts	מחשבות	מחשבה	فكر 2	587
			فكرة ← سوء	
fruit	פירות	פירות	فاكهة 11	588

(*cont.*)

Translation	Anonymous 1	Anonymous 2	Maimonides	
fresh fruits	הפירות הרטובים	הפירות הלחים	-: الفاكهة الخضراء 11	589
fresh fruits	הפירות הלחים	–	-: الفاكهة الرطبة 11	590
astringent fruits	–	הפירות המאמצים	-: الفاكهة القابضة 36	591
fruits	–	פירות	فواكه 11	592
fresh fruits	הפירות	הפירות הרטובים	-: الفواكه الرطبة 11	593
pepper	–	פלפל	فلفل 23	594
			فلنجمشك ← بزر	
the openings of the vessels	פיות העורקים	פיות הגידים/הגידין	فم: أفواه العروق 1	595
benefit	–	תועלת	فائدة 18	596
philosophers	–	פילוסופים	فيلسوف: فلاسفة 36	597
large cardamom	–	קאקלה גדולה	قاقلّة: قاقلّة كبيرة 21	598
smaller cardamom	–	⟨קאקלה⟩ קטנה	- صغار 25	599
astringency	קביצות	אימוץ/עפיצות	قبْض 11,29	600
			قابض ← فاكهة	
cucumber	–	קישואים	قثّاء 6 ← بزر	601
cured meat	–	הבשר המליח	قديد 12	602
measure/amount	שעור	שיעור	قَدْر 2,28,31,37,41,43,49	603
earthen pot	–	קדרה	قِدْر 44	604
measure/apportioning	שיעור/לשער	שיעור	تقدير 1,34	605
quantity	–	שיעור	مقدار 25,38	606
			مستقرّ ← أعراض	
flask	–	–	قارورة 39	607

(*cont.*)

Translation	Anonymous 1	Anonymous 2	Maimonides	
to make into pastilles	–	השים חלות/קטף	قرص 21,22,25	608
pastille	–	חלה	قِرْص 21	609
pastilles	–	אקראץ	أقراص 21	610
			مقرّض ← إبريسم	
			قرع ← بزر	
cinnamon bark	–	קרפה	قرفة 30	611
clove	–	–	قرنفل 40	612
bark	קליפה	קליפה	قِشْر 2	613
lemon peel	–	קליפת אתרוג	- أترجّ 38	614
barks/rind/peel	קליפה	קליפות	قشور 2,23	615
peeled	–	קלוף/מקולף	مقشور 25,44	616
to stop/to cut	פסק	הפסיק/חיתך	قطع 1,9,11,28,36,37	617
chopped	–	מחותך	مقطّع 28	618
orache	–	קטף	قطف 6	619
			قطونا ← بزر	
reduction	–	המעטה	تقليل 18	620
a reduction in coitus	–	המעטת המשגל	- الجماع 18	621
heart	לב	לב	قلب 10,18,20,21,33,45 ← اختلاج، ضعف	622
			قلبي ← دواء، أدوية	
to roast	–	קלה	قلى 31	623
wheat	–	חיטים	قمح 28 ← جودة، حبوب	624
			أقماع ← ورد	

(*cont.*)

Translation	Anonymous 1	Anonymous 2	Maimonides	
Qānūn	–	קאנון	قانون 42	625
to thicken	–	התבשל	(قام) تقوّم 26	626
consistency	עצמות/ עצם	עמידה/ עמדה/ בישול	قوام 20,29,34	627
with the consistency	כתאר	בעמדת	-: في قوام 34	628
arising from sleep	–	קם מהשינה	قيام: القيام من النوم 39,40,44	629
to strengthen	חיזק	חיזק	(قوي) قوّي 2,9	630
vehemence/power/vigor	–	חזק/ כח	قوة 13,18,26,40	631
the expulsive faculty	הכח הטבעי	הכח הדוחה	-: القوة الدافعة 1	632
powers	–	כחות	قوى 30	633
	–	–	قوي ← مسهل	
strengthening	חזק	החזקה/חיזוק	تقوية 10,20,21,33	634
vomiting	קיא	קיא	قيء 10	635
the syllogistic reasoning which is customary in medicine	–	ההיקשים הרפוא-ותיים	مقياس: المقاييس الطبّية 7	636
camphor	–	כאפור	كافور 21,23,25,43	637
cubeb	–	כבאבה	كبابة 21	638
liver	–	כבד	كبد 6,14	639
			كدر ← ربّ، خشب	
distressing	–	הכאבה	إكراب 13	640
coriander	כסבור	כסברתא	كزبرة 10,38	641
fresh coriander	–	כסברתא לחה	- خضراء 30	642

(*cont.*)

Translation	Anonymous 1	Anonymous 2	Maimonides	
dry coriander	–	הכסברתא היבשה	-: الكزبرة اليابسة 20	643
barley groats	–	כשך השעורים	كشك: كشك الشعير 44 ← فضائل	644
			كلّيات ← موجودات	
			كلام ← نصّ	
pears	אג׳אץ/ כמתרא הוא פירש	כמתרא	كمّثرى 11	645
sweeping	–	לכבד	كَنْس 28	646
depth	–	–	كنه 47	647
yellow amber	–	כהרבא	كهرباء 20,21,25	648
quality	איכות	–	كيفية 16	649
lapis lazuli	–	לאזורד	لازورد 13 ← حجر	650
pearl	–	בדולח	لؤلؤ 21,25	651
small pearls	–	האלו⟨לו⟩ הקטן	-: اللؤلؤ الصغار 20	652
crumbs	–	תוך	لباب 27	653
cataplasms	–	לבדין	لبيخة: لبائخ 1	654
milk	–	חלב	لبن 28,38	655
fresh milk	–	חלב חלוב	- حليب 28	656
fresh milk	–	החלב החלוב	-: اللبن الحليب 6	657
to pound	–	בלל	لتّ 13	658
meat	–	בשר	لحم 28,31	659
meat of a suckling kid	–	בשר גדי יונק	- جدي رضيع 28	660

(*cont.*)

Translation	Anonymous 1	Anonymous 2	Maimonides	
meat of chickens or young chickens	–	בשר תרנוגלות או תרנוגלין	- دجاج أو فراريج 28	661
meat of sheep	–	בשר הכבשי⟨ם⟩	- الضأن 28	662
meat of land animals	–	בשר הבהמות/בשר השפודים	- المواشي 28,32	663
the meat of the kid	–	בשר הגדיים	-: لحوم الجداء 15	664
game meat	–	בשר הצייד	- الصيد 12	665
melodies	–	נעִמים	لحن: ألحان 37	666
singing	–	מיד	تلحين 37	667
pleasures	–	–	لذّة: لذّات 47	668
delicious	–	מעדן	لذيذ 28	669
delight	–	להתעדן	التذاذ 36	670
the viscosity of the phlegm	–	התדבקות הלחה הלבנה	لزوجة: لزوجة البلغم 9	671
oxtongue	–	לשון שור	لسان: لسان ثور 37,44	672
oxtongue	מי לשון השור/ליסאן אל תור	לשון (ה)שור	- الثور 2,17,21,25,26 ← شراب، عصارة	673
to thin	–	דיקק	(لطف) لطّف 9	674
to lick one spoonful	–	לקח כף	لعق: لعق ملعقة 44	675
			ملعقة ← لعق	
			تلقيم ← سمن	
the skin of the body	–	מישוש הגוף	ملمسة: ملمسة الجسم 36	676
burning heat	–	התלהבות	تلهُّب 13 ← حمّى	677
almonds	–	שקדים	لوز 30 ← دهن	678

(*cont.*)

Translation	Anonymous 1	Anonymous 2	Maimonides	
dish	–	תבשיל	لون 30,31,44 ← أصفر	679
dish	–	תבשיל מאכל	- طعام 31	680
dishes	–	תבשילין/תבשילים	ألوان 15,30,31,36,37,43 ← أبيض	681
the dishes of food	–	תבשילי המאכל	- الطعام 32	682
			ليموا ← شراب، ماء	
compounded lemon	–	לימו מבושל	- مراكب 30	683
to soften the stools	ריכך הטבע	הרפה המעים	(لان) ألان الطبع 11	684
softening	–	–	تليين 39	685
softening the stools	–	שלשול	- الطبيعة 4	686
softening the stools	–	הרפה המעים	- الطبع 43	687
softening the stools	–	לרפות המעים	إلانة: إلانة الطبع 4	688
a laxative	–	–	مليّن: الشيء المليّن 39	689
melancholy	–	כאב	مالنخوليا 24	690
mania	–	מאניה	مانيا 24	691
effacing	הסרה	מחייה	محو 2	692
mucus	–	הריר	مخاطي: المخاطية 28	693
substance	חומר	חומר	مادّة 6,11	694
duration	–	–	مدّة 40	695
yellow bile	–	המרה האדומה	مرّة: المرّة الصفراء 3	696
bitterness	מרירות	מרירות	مرارة 29	697
bitter taste	–	מרירות הטעם	- الطعم 44	698
dirt	–	לכלוך	مرثة 28	699

(*cont.*)

Translation	Anonymous 1	Anonymous 2	Maimonides	
illness	חולי	חלי	مرض 6,7,8,10,11 ← أصل	700
			مريض ← مخيّر	
sick	חולים	חולים	مرضى 11	701
broth	–	מרק	مرق: أمراق 28	702
chicken broth	–	המרק של תרנוגלות	-: أمراق الدجاج 28	703
to mix	מזג	מזג	مزج 2,26,38	704
mixing	המזגה	מזיגה	مَزْج 2	705
temperament	מזג/המזגה	מזג	مزاج 1,2,3,8,14,15,18,21, 26,28,38,41,45 ← محرور، سوء	706
basic temperament	–	המזג העיקרי	-: المزاج الأصلي 3	707
a cold temperament	–	המזג הקר	-: المزاج البارد 23	708
a hot temperament	–	המזג החם	-: المزاج الحارّ 23	709
a moderate temperament	–	המזג השוה	-: المعتدل 21	710
hot temperaments	–	המזגים החמין	-: الأمزجة الحارّة 25	711
mixed/mixture	מזוג	מזוג	ممزوج 2,37,38,40,43	712
to cause constipation	–	אימץ בני מעים	مسك: مسك الطبع 28	713
stopping	הגרה/לעצור	החזקה/להרחיק	مَسْك 1	714
adherence	–	–	إمساك 48	715
musk	–	מור	مسك 21,22,25,43 ← دواء، أدوية	716
good and pure musk	–	המור הטוב הנקי	-: المسك الجيّد الخالص 20	717

(*cont.*)

Translation	Anonymous 1	Anonymous 2	Maimonides	
apricots	אלמשמש והם אלברקוק/המשמש הם אל ברקוק	המשמש	مشمش: المشمش 11	718
			مواشي ← لحم	
sucking	למוץ	מציצה	امتصاص 10	719
mastic	–	מצטכא	مصتكى 15,21,30	720
			مصر ← أهل	
stomach	אצטו	אצטומכא	معدة 2,3,7,9,13,15,30,33, 37,39,40,41,44,45 ← جوع، شرف، إمتلاء	721
to be reestablished	–	התכונן	(مكن) تمكّن 12	722
overfilling	–	התמלאות	إمتلاء 14,39	723
when the stomach is filled	–	על התמלאות האצטומכא	-: على امتلاء المعدة 41	724
salt	–	מלח	ملح 38,44 ← ظاهر	725
him who holds him in bondage	–	–	مالك: مالك رقّه 49	726
him who holds him in bondage	–	אדון עבודותו	- الرقّ ٥	727
water	מים	דומה מים	ماء 1,27,28,44	728
cold water	מים קרים	מים קרים	- بارد 34	729
hot water	מים חמין	מים חמין	- حارّ 34	730
oxtongue juice	מי לסאן אלתור	מי לשון שור	- لسان ثور 2,40	731
oxtongue juice	מי לסאן אלתור	מי לשון השור מי עשב לשון שור	- لسان الثور 2,8	732
lemon juice	–	מי לומי	- ليموا 30,38	733

(*cont.*)

Translation	Anonymous 1	Anonymous 2	Maimonides	
rose water	מי ורדים	מי ורד/מי הורד	- ورد 2,31,37	734
melon juice	–	מי האבטחים	- البطّيخ 13	735
sour, pressed and sieved apple juice	–	מי התפוחין החמוצין השחוטין המסוננין	- التفّاح الحامض المعصور المصفّى 20	736
whey	–	מי הגבנה	- الجبن 13	737
barley gruel	–	מי השעורים	- الشعير 9	738
lemon juice	–	מי הלימו	- الليموا 31	739
endive juice	–	מי העולשין	- الهندباء 3,4	740
rose water	–	מי הורד	- الورد 26,31	741
the watery part	המים	המימית	مائي: المائية 2	742
water	מים	מימות	مياه 1	743
discernment	להכיר	–	تمييز 34	744
herb	עשב	צמח	نبات 2	745
to awake from sleep	–	נעור מהשינה	نبه: نبه من النوم 43	746
to wake up	–	נעור	انتبه 36,40	747
awakening from sleep	–	ההיערה מהשינה	انتباه: الانتباه من النوم 36	748
upon awakening from sleep	–	כשיעור מהשינה	-: عند الإنتباه من النوم 38	749
sifting	–	לכבר	نَخْل 27	750
bran	–	מורסן	نخالة 27	751
			منزوع ← رغوة	
ratio	–	יחס	نسبة 38	752
the temperate recipe		הנוסחא השוה	نسخة: النسخة المعتدلة 24	753

(*cont.*)

Translation	Anonymous 1	Anonymous 2	Maimonides	
recipes	–	נוסחאות	-: نُسخ 21,42	754
vitality	–	חריצות	نشاط 18	755
in his own words	–	בלשון מאמרו	نصّ: بنصّ كلامه 20,21	756
counsel	–	–	نصيحة 48	757
to be cocted	–	התבשל	نضج 28	758
being cocted	–	התבשל	نَضْج 41	759
cocting	–	–	إنضاج 40	760
cleaning	–	לנקות	تنظيف 28	761
melody	–	תנועות	نَغْم 36	762
melody	–	תנועות	نغمة 36	763
to sing at a high pitch	–	חידד תנועותיו	-: حدّ نغماته 36	764
to generate flatulence	נפח	ניפח	نفخ 2	765
flatulence	–	–	نفخة 45	766
soul	–	נפש	نَفْس 36 ← بسط	767
respiration	–	נשימה	نَفَس 36	768
respiration	–	נשימה	تنفّس 36	769
to be beneficial	הועיל	הועיל	نفع 16,28,48,49	770
he benefited greatly from it	–	הועילו תועלת חזקה	-: انتفع به انتفاعا شديدا 24	771
effect/being good/benefit	תועלת	תועלת	نَفْع 17,21,28,49	772
			انتفاع ← نفع	
beneficial/useful	הועיל/מועיל	מועיל	نافع 11,16,26,33 ← تدبير	773

(*cont.*)

Translation	Anonymous 1	Anonymous 2	Maimonides	
usefulness	–	תועלת	منفعة 9	774
benefits	–	–	منافع 48	775
to remove	ניקה	הרחיק	نفى 2,36	776
to steep	–	השרה/שרה	نقع 13	777
to steep	–	שרה	أنقع 2	778
infusion of tamarind	–	משרת התמר הנדי	نقيع: نقيع التمر هندي 3	779
the infusion of peaches	–	משרת האפרסקין	- الخوخ 13	780
an infusion of rhubarb	–	משרת הראונד	- الراوند 4,43	781
soaked	–	נשור	منقوع 28	782
to have for dessert	–	הפטיר	(نقل) تنقّل 9	783
(taking for) dessert	–	הפטיר/הפטרה	تنقُّل 38	784
to hurt	–	הכעיס	نكى 18	785
			ناهض ← فراريج	
to forbid	–	–	نهى 48	786
			ناهية: نواهٍ ← أوامر	
to recur periodically	–	בא במשמרות	ناب: ناب بأدوار 3	787
attack	–	משמרת	نوبة 18	788
a charcoal fire	–	אש של פחם	نار: نار فحم 44	789
species/variety	–	מין	نوع 28	790
kinds	מינים	מינים	أنواع 29	791
			نوعي ← صورة	
to be taken	נלקח	לוקח	(نال) تنوّل 17	792

(*cont.*)

Translation	Anonymous 1	Anonymous 2	Maimonides	
to take	לקח/שתה	לקח	تناول 2,3,10,11,23,27,38, 39،40،42،43،44	793
taking	לקיחה/לקחת	לקיחה	تناوُل 2,7,9,10,11,15, 37،3839،41،42،43،44،45	794
to sleep	–	ישן	نام 40،43،44	795
to fall into a deep sleep	–	ישן ושקט	- وستغرق 37	796
to induce sleep	–	יישן	نوّم 36	797
sleep	–	ש(י)נה/שינה	نوم 36،38،44 ← اعتدال، غرق، قيام، نبه، انتباه	798
when he goes to bed/at bedtime	בעת שירצה לישן/כשירצה לישן	בעת השינה/בשעת השינה	:- عند النوم 2	799
that sleep is regular	–	היות השינה על המנהג	:- كون النوم على العادة 18	800
nenuphar	נילופר	נילופר	نيلوفر 13،17	801
in his old age	–	–	هرم: في حال الهرم 47	802
lean	–	כחוש	هزل 28	803
to be digested	–	נתעכל	(هضم) انهضم 41	804
digestion	עכול	עיכול	هَضْم 2،9،33	805
digestions	עכולים	עיכולים	هضوم 3،7	806
being digested	–	עיכול	انهضام 2،41	807
after the digestion of the food	–	כשיתאכל המאכל	:- عند انهضام الطعام 41	808
			مهلهل ← خرقة	
			هندباء ← بزر، عصارة، ماء	

(*cont.*)

Translation	Anonymous 1	Anonymous 2	Maimonides	
weather	–	אויר	هواء 42 ← برد، برودة، حرّ	809
to be prepared	–	–	(هاء) تهيّأ 32,40	810
cardamom	–	הילבוא	هيل بوا 21	811
stringed instrument	–	⟨מ⟩יתר	وتر 36	812
stringed instrument	–	מיתרים/⟨מ⟩יתרים	أوتار 36,37,38	813
the universal existing things and the particular existing things	–	–	موجودات: كلّيات الموجودات وجزئياتها 47	814
roses	–	ורד	ورد 22 ← شراب، ماء	815
red roses	–	ורד אדום	- أحمر 21	816
rose preserves	–	מרקחת של ורד	- مربّا 36	817
red stalkless roses dried in the shade	–	ורד אדום מוסר מיובש בצל	- منزوع الأقماع مجفّف في الظلّ 25	818
rose preserves	–	מרקחת הורד	-: الورد المربّا 30,39	819
pounded roses	–	הורד הטחון	-: الورد المطحون 20	820
			وردي ← سكنجبين	
leaves	עלים	עלה	ورق 2	821
leaves of *badaranjūya*	–	עלי הבאדרנבויה	- البادرنجوية 26	822
leaves	–	עלים	أوراق 20	823
to cause swelling	היה סבת המורסא	נפח	(ورم) ورّم 1	824
to be swollen	נעשה מורסא	התנפח	تورّم 1	825
tumor	מורסא	פוסתימא	وَرَم 1	826
weight	–	משקל	وزن 21,23,24,25	827

(*cont.*)

Translation	Anonymous 1	Anonymous 2	Maimonides	
to prescribe	לקח	הזכיר	وصف 2	828
prescribing	–	זכירה	وَصْف 20,48	829
prescription/composition/manner	תאר	נוסחה/ נוסח/ זכרון/דרך	صفة 4,20,21,25, 31,34,36,44	830
described	נזכר	נזכר/סוכר	موصوف 34,37	831
			واضح ← دليل	
places	מקומות	מקומות	موضع: مواضع 1	832
to generate/to produce	הוליד	הוליד	(ولد) ولّد 2,14	833
to be produced	התילד	התילד	تولّد 2	834
generation	–	התילדות	تولُّد 3	835
producing	מוליד	מוליד	مولّد 2	836
despair	–	יאוש	يأس 24	837
jacinth	יאקות	אודם	ياقوت 16,42,43	838
thoroughly pulverized jacinth	–	אודם שחוק הדק	- مستقصى السحق 24	839
dry	–	יבש	يابس 26 ← تين، حلواء، كزبرة	840
dryness	–	יבשות	يُبس 28,45	841
blite	–	ירבוז	يربوز 30	842
gourds	–	יקטין	يقطين 30 ← برز	843
turtledove	–	תורים	يمام 28	844

Bibliography

Ackermann, H., "Moses Maimonides (1135–1204): Ärztliche Tätigkeit und medizinische Schriften," *Sudhoffs Archiv* 70 (1986): 44–63.

Aldabi, M., *Shevilei Emunah (Paths of Faith)*, ed. Warsaw 1874.

Arberry, A.J., trans., "A Baghdad Cookery-Book (K. al-Ṭabīkh)," in *Medieval Arab Cookery: Essays and Translations*, ed. by M. Rodinson, A.J. Arberry, and Ch. Perry, 19–81, Blackawton 2001.

Baron, S.W., *A Social and Religious History of the Jews*, 2nd rev. and enl. ed., 18 vols., New York 1952–1985.

Beit-Arié, M. "A Palaeographic Description of the Jerusalem Hebrew Manuscript," in Maimonides, *Moses Maimonides on the Causes of Symptoms: Maqālah fī bayān al-a'rāḍ wa-l-jawāb 'anhā—Ma'amar ha-Haqra'ah—De causis accidentium*, ed. by J.O. Leibowitz and Sh. Marcus, in collab. with M. Beit-Arié, E.D. Goldschmidt, F. Klein-Franke, E. Lieber, and M. Plessner, 34–38, Berkeley 1974.

Beit-Arié, M., "Targumim bilti Yedu'im shel Sifrei Refu'ah la-Rambam," *Kiryat Sefer* 38 (1963): 567–572.

Ben-Sasson, M., "Maimonides in Egypt: The First Stage," *Maimonidean Studies* 2 (1991): 3–30.

Blau, J., *The Emergence and Linguistic Background of Judaeo-Arabic: A Study of the Origins of Middle Arabic*, Jerusalem 1981.

Bos, G., "Maimonides' Medical Works and Their Contribution to His Medical Biography," *Maimonidean Studies* 5 (2008): 243–266.

Bos, G., "Maimonides on the Preservation of Health," *Journal of the Royal Asiatic Society*, Series 3, 4.2 (1994): 213–235.

Cohen, B., "The Responsum of Maimonides Concerning Music," *The Jewish Music Journal* 2.2 (1935): 1–7.

Cohen, M.R., "Maimonides' Egypt," in *Moses Maimonides and His Time*, ed. by E.L. Ormsby, 21–34, Washington 1989.

Colin, G., *Avenzoar: Sa vie et ses œuvres*, Paris 1911.

al-Damīrī, *K. Ḥayāt al-ḥayawān al-kubrā*, 5th ed., 2 vols., n.p. 1978; trans. by A.S.G. Jayakar: *Ad-Damîrî's Ḥayât al-ḥayawân (A Zoological Lexicon)*, 2 vols., London 1908.

Davidson, H., "Maimonides' Putative Position as Official Head of the Egyptian Jewish Community," in *Ḥazon Naḥum: Studies Presented to Dr Norman Lamm in Honor of His Seventieth Birthday*, ed. by Y. Elman and J.S. Gurock, 115–128, New York 1998.

Davidson, H., *Moses Maimonides: The Man and His Works*, New York 2005.

Dienstag, J.I., "Translators and Editors of Maimonides' Medical Works," in *Memorial Volume in Honor of Prof. Süssmann Muntner*, ed. by J.O. Leibowitz, 95–135, Jerusalem 1983.

Dietrich, A., ed. and trans., *Dioscurides Triumphans: Ein anonymer arabischer Kommentar (Ende 12. Jahrh. n. Chr.) zur Materia medica*, 2 vols., Göttingen 1988 (*Abhandlungen der Akademie der Wissenschaften in Göttingen, Philologisch-Historische Klasse, Dritte Folge*, vol. 173).

Dioscurides, *Pedanii Dioscuridis Anazarbei De materia medica libri quinque*, ed. by M. Wellmann, 1906–1914, repr. Berlin 1958.

Dozy, R.P.A., *Supplément aux dictionnaires arabes*, 2nd ed., 2 vols., Leiden 1927.

*E.I.*² = *Encyclopaedia of Islam*, new ed., 12 vols., Leiden 1960–2004.

Encyclopaedia Judaica, 16 vols., Jerusalem 1971

Fellmann, I., *Das Aqrābāḏīn al-Qalānisī: Quellenkritische und begriffsanalytische Untersuchungen zur arabisch-pharmazeutischen Literatur*, Beirut 1986 (*Beiruter Texte und Studien*, vol. 35).

Freudenthal, G., "Maimonides' Philosophy of Science," *The Cambridge Companion to Maimonides*, ed. by K. Seeskin, 134–166, New York 2005.

Freytag, G.W., *Lexicon Arabico-Latinum*, 4 vols., Halis Saxonum 1830–1837.

Friedenwald, H., *The Jews and Medicine: Essays*, 2 vols., Baltimore 1944; repr. New York 1967.

Friedman, M., "Ha-Rambam 'Ra'is al-Yahud' (Rosh ha-Yehudim) be-Miẓrayim," in *'Al pi ha-be'er: Meḥkarim be-hagut Yehudit uve-maḥshevet Yisra'el mugashim le-Ya'akov Blidshtain*, ed. by U. Ehrlich, H.T. Kreisel, and D.J. Lasker, Be'er Sheva 2008, pp. 413–435.

Galen, *De alimentorum facultatibus*, ed. by G. Helmreich, Leipzig 1923 (*Corpus Medicorum Graecorum*, vol. 5.4.2); trans. by M. Grant: "On the Powers of Foods," in *Galen on Food and Diet*, 68–190, London 2000.

Galen, *De bonis malisque sucis*, ed. by G. Helmreich, Leipzig 1923 (*Corpus Medicorum Graecorum*, vol. 5.4.2).

Galen, *Claudii Galeni Opera Omnia*, ed. by C.G. Kühn, 20 vols., 1821–1833; repr. Hildesheim 1967.

Galen, *De sanitate tuenda*, ed. by K. Koch, Leipzig 1923 (*Corpus Medicorum Graecorum*, vol. 5.4.2); trans. by R.M. Green: *A Translation of Galen's "Hygiene" (De sanitate tuenda)*, intr. by H.E. Sigerist, Springfield/IL 1951.

Goitein, S.D., "Ḥayyei ha-Rambam le-Or Gilluyim ḥadashim min ha-Genizah ha-qahirit," *Perakim* 4 (1966): 29–42.

Goitein, S.D., "Moses Maimonides, Man of Action: A Revision of the Master's Biography in Light of the Geniza Documents," in *Hommage à Georges Vajda: Études d'histoire et de pensés juives*, ed. by G. Nahon and C. Touati, 155–167, Leuven 1980.

Graetz, H. *Geschichte der Juden*, 11 vols., Leipzig 1890–1909.

Harvey, W.Z., "Sex and Health in Maimonides," in *Moses Maimonides: Physician, Scientist, and Philosopher*, ed. by F. Rosner and S.S. Kottek, 33–39, Northvale/NJ 1993.

Hasselhoff, G.K., *Dicit Rabbi Moyses: Studien zum Bild von Moses Maimonides im lateinischen Westen vom. 13. bis zum 15. Jahrhundert*, Würzburg 2004.

Hinz, W., *Islamische Maße und Gewichte: Umgerechnet ins metrische System*; repr. Leiden 1970 (*Handbuch der Orientalistik*, vol. 1, suppl. 1.1).

Hippocrates, *Regimen*, trans. by W.H.S. Jones, in *Hippocrates*, vol. 4, Cambridge/MA 1931; repr. 1979 (*Loeb Classical Library*, vol. 150).

Hippocrates, *Regimen in Acute Diseases*, trans. by W.H.S. Jones, in *Hippocrates*, vol. 2, Cambridge/MA 1923; repr. 1981 (*Loeb Classical Library*, vol. 148).

Hopkins, S., "The Languages of Maimonides," in *The Trias of Maimonides: Jewish, Arabic, and Ancient Culture of Knowledge*, ed. by G. Tamer, 85–106, New York 2005 (*Studia Judaica: Forschungen zur Wissenschaft des Judentums*, vol. 30).

Ibn al-Bayṭār, *Al-Jāmiʿ li-mufradāt al-adwiya wa-l-aghdhiya*, 4 pts. in 2 vols., repr. Beirut 1992; trans. by L. Leclerc: *Traité des simples*, 3 vols., 1877–1883, repr. Paris n.d.

Pseudo-Ibn Ezra, *Sefer Hanisyonot: The Book of Medical Experiences attributed to Abraham ibn Ezra*, ed. and trans. by J.O. Leibowitz and S. Marcus, Jerusalem 1984.

Ibn Janāḥ, *K. al-Talkhīṣ*, ed. and trans. by G. Bos, in collab. with F. Käs, M. Lübke, and G. Mensching, forthcoming.

Ibn Sahl, *Dispensatorium Parvum (Al-Aqrābādhīn al-saghīr)*, ed. by O. Kahl, Leiden 1994.

Ibn Sahl, *Sābūr ibn Sahl's Dispensatory in the Recension of the ʿAḍudī Hospital*, ed. and trans. by O. Kahl, Leiden 2009.

Ibn Sayyār al-Warrāq, *K. al-Ṭabīkh*, ed. by K. Öhrnberg and S. Mroueh, Helsinki 1987 (*Studia Orientalia*, vol. 60).

Ibn Sīnā, *K. fīhi al-adwiya al-mufarriḥa al-qalbīya*, MS Gotha, Herzogliche Bibliothek, 1995.

Ibn Sīnā, *K. al-Qānūn fī l-ṭibb*, 5 bks. in 3 vols, repr. Beirut n.d.

Ibn al-Tilmīdh, *The Dispensatory of Ibn at-Tilmīḏ*, ed. and trans. by O. Kahl, Leiden 2007.

Ibn Zuhr, *K. al-Aghdhiya (Tratado de los Alimentos)*, ed. and trans. by E. García Sánchez, Madrid 1992 (*Fuentes Arábico-Hispanas*, vol. 4).

Käs, F., *Die Mineralien in der arabischen Pharmakognosie: Eine Konkordanz zur mineralischen Materia medica der klassischen arabischen Heilmittelkunde nebst überlieferungsgeschichtlichen Studien*, 2 vols, Wiesbaden 2010 (*Akademie der Wissenschaften und der Literatur, Mainz: Veröffentlichungen der Orientalischen Kommission*, vol. 54).

al-Kindī, *The "Medical Formulary" or "Aqrābādhīn" of al-Kindī*, ed. and trans. by M. Levey, Madison 1966.

Kraemer, J.L., "The Life of Moses ben Maimon," in *Judaism in Practice: From the Middle Ages through the Early Modern Period*, ed. by L. Fine, 413–428, Princeton 2001 (*Princeton Readings in Religions*).

Kraemer, J.L., *Maimonides: The Life and World of One of Civilization's Greatest Minds*, New York 2008.

Kraemer, J.L., "Maimonides' Intellectual Milieu in Cairo," in *Maïmonide: Philosophe et savant (1138–1204)*, ed. by T. Lévy and R. Rashed, 1–37, Leuven 2004.

Kuhne Brabant, R., "Abū Marwān b. Zuhr: Un professionel de la médecine en plein

XIIe siècle," in *Le patrimoine andalous dans la culture arabe et espagnole (Tunis 3–10 février 1989)*, 129–141, Tunis 1991.

Langermann, Y.Tz., "Arabic Writings in Hebrew Manuscripts: A Preliminary Relisting," *Arabic Sciences and Philosophy* 6, no. 1 (1996): 137–160.

Langermann, Y.Tz., "Gersonides on the Magnet and the Heat of the Sun," in *Studies on Gersonides: A Fourteenth-century Jewish Philosopher-Scientist*, ed. by G. Freudenthal, 267–284, Leiden 1992.

Langermann, Y.Tz., "L'œuvre médicale de Maimonïde: Un aperçu général," in *Maïmonide: Philosophe et savant (1138–1204)*, ed. by T. Lévy and R. Rashid, 275–302, Leuven 2004.

Leibowitz, J.O., "Maimonides: Der Mann und sein Werk—Formen der Weisheit," *Ariel* 40 (1976): 73–89.

Levy, R., "The 'Tractatus de Causis et Indiciis Morborum,' *Kitāb al-asbāb wa-l-'alamāt*, Attributed to Maimonides," in *Studies in the History and Method of Science*, vol. 1, ed. by C. Singer, 225–234, Oxford 1917; repr. in *Beiträge zur Geschichte der arabisch-islamischen Medizin: Aufsätze*, vol. 4: *1913–1920*, ed. by F. Sezgin, in collab. with M. Amawi, D. Bischoff, and E. Neubauer, Frankfurt am Main 1987.

Levinger, J., "Maimonides' *Guide of the Perplexed* on Forbidden Food in the Light of his own Medical Opinion," in *Perspectives on Maimonides: Philosophical and Historical Studies*, ed. by J.L. Kraemer, 195–208, Oxford 1991.

Levinger, J., "Was Maimonides 'Rais al-Yahud' in Egypt?,'" in *Studies in Maimonides*, ed. by I. Twerski, 83–93, Cambridge/MA 1990.

Lewis, B., "Maimonides, Lionheart and Saladin," *Eretz-Israel* 7 (1964): 70–75.

Lorki, J., *Gerem ha-Ma'alot*, MS Munich, Bayerische Staatsbibliothek, Cod. hebr. 280.

Maimonides, *On Asthma*, vol. 1, ed. and trans. by G. Bos, Provo/UT 2002.

Maimonides, *Be'ur shemot ha-refu'ot: Teshuvot refu'iyot*, ed. by S. Muntner, Jerusalem 1969 (*Ketavim Refu'iyim*, vol. 5).

Maimonides, *Moses Maimonides on the Causes of Symptoms: Maqāla fī bayān al-a'rāḍ wa-l-jawāb 'anhā—Ma'amar ha-Haqra'ah—De Causis Accidentium*, ed. by J.O. Leibowitz and Sh. Marcus, in collab. with M. Beit-Arié, E.D. Goldschmidt, F. Klein-Franke, E. Lieber, and M. Plessner, Berkeley 1974.

Maimonides, *On Coitus*, ed. and trans. by G. Bos, W.F. Ryan, and M. Taube, and ed. by Ch. Burnett, Leiden 2018 (*The Medical Works of Moses Maimonides*, vol. 11).

Maimonides, *Commentary on Hippocrates' Aphorisms*, ed. and trans. by G. Bos, forthcoming.

Maimonides, *Dalālat al-ḥā'irīn*, ed. by S. Munk and I. Joel, Jerusalem 1930–1931.

Maimonides, *The Eight Chapters of Maimonides on Ethics (Shemonah Perakim): A Psychological and Ethical Treatise*, ed. and trans. by J.I. Gorfinkle, New York 1966.

Maimonides, *Moses Maimonides' Three Treatises on Health*, trans. by F. Rosner, Haifa 1990 (*Maimonides' Medical Writings*, vol. 4).

Maimonides, *On Hemorrhoids*, ed. and trans. by G. Bos and ed. by M. McVaugh, Provo/UT 2012.

Maimonides, *Hilkhot De'ot*, in *Mishneh Torah: Sefer ha-Madda'—Mishneh Torah: The Book of Knowledge*, ed. and trans. by M. Hyamson, Jerusalem 1965.

Maimonides, *Iggerot ha-Rambam*, ed. by I. Shailat, 2 vols., Jerusalem 1987–1988.

Maimonides, *Medical Aphorisms*, ed. and trans. by G. Bos, 5 vols., Provo/UT 2004–2017.

Maimonides, "Der medicinische Schwanengesang des Maimonides: *Fī bajān al-a'rāḍ (Ueber die Erklärung der Zufälle)*," ed. by H. Kroner, *Janus* 32 (1928): 12–116; repr. in: *Beiträge zur Geschichte der Arabisch-Islamischen Medizin*, vol. 6: *1928–1931*, ed. by F. Sezgin, in collab. with M. Amawi and D. Bischoff, Frankfurt am Main 1990.

Maimonides, *On Poisons and the Protection against Lethal Drugs*, ed. and trans. by G. Bos and ed. by M. McVaugh, Provo/UT 2009.

Maimonides, "Maimonides' Treatise to a Prince, Containing Advice on Sexual Matters," ed. by. S.M. Stern, in *Maimonidis Commentarius in Mischnam*, vol. 3, Copenhagen 1966, pp. 17–21.

Maimonides, *On The Regimen of Health*, ed. and trans. by G. Bos and ed. by M. McVaugh, Leiden 2019.

Maimonides, "Moses Maimonides' Two Treatises on the Regimen of Health: *Fī tadbīr al-ṣiḥḥa* and *Maqāla fī bayān al-a'rāḍ wa-l-jawāb 'anhā*," ed. and trans. by A. Bar-Sela, H.E. Hoff, and E. Faris, *Transactions of the American Philosophical Society, New Series* 54.4 (1964): 3–50.

Maimonides, *Regimen Sanitatis: Oder Diätetik für die Seele und den Körper mit Anhang der medizinischen Responsen und Ethik des Maimonides*, trans. by S. Muntner, Basel 1966.

Maimonides, *Sharḥ asmā' al-'uqqār (L'explication des noms des drogues): Un glossaire de matière médicale composé par Maïmonide*, ed. by M. Meyerhof, Cairo 1940; trans. by F. Rosner: *Moses Maimonides' Glossary of Drug Names*, Haifa 1995 (*Maimonides' Medical Writings*, vol. 7).

Maimonides, *Shivḥei ha-Rambam*, ed. by Y. Avishur, Jerusalem 1998.

Maimonides, *Teshuvat ha-Rambam bi-She'elat ha-Qets ha-Qatsuv la-Ḥayyim (Responsum on the Question of the Fixed Length of Life)*, ed. by M. Schwarz, Tel Aviv 1979; trans. by G. Weil: *Über die Lebensdauer (Epistle on the Length of Life)*, Basel 1953.

Maimonides, *Teshuvot ha-Rambam*, 2nd rev. ed., 4 vols, ed. by J. Blau, Jerusalem 1986.

Marín, M., "Beyond Taste: The Complements of Colour and Smell in the Medieval Arab Culinary Tradition," in *Culinary Cultures of the Middle East*, ed. by S. Zubaida and R. Tauper, 205–214, London 1994.

Marín, M., and D. Waines, *Kanz al-fawā'id fī tanwī' al-mawā'id (Medieval Arab/Islamic Culinary Art)*, Beirut 1993 (*Bibliotheca Islamica*, vol. 40).

Meyerhof, M., "The Medical Work of Maimonides," in *Essays on Maimonides: An Octocentennial Volume*, ed. by S.W. Baron, 265–299, New York 1941.

Nasrallah, N., trans., *Annals of the Caliphs' Kitchens: Ibn Sayyār al-Warrāq's Tenth-Century Baghdadi Cookbook*, Leiden 2007 (*Islamic History and Civilization*, vol. 70).

Neubauer, A., *Catalogue of the Hebrew Manuscripts in the Bodleian Library*, 1886; repr. with a *Supplement of Addenda and Corrigenda*, comp. by M. Beit-Arié and ed. by R.A. May, Oxford 1994.

Perry, Ch., "The Description of Familiar Foods," in *Medieval Arab Cookery: Essays and Translations*, ed. by M. Rodinson, A.J. Arberry, and Ch. Perry, 273–465, Blackawton 2001.

Perry, Ch., "Isfīdhabāj, Blancmanger and no Almonds," in *Medieval Arab Cookery: Essays and Translations*, ed. by M. Rodinson, A.J. Arberry, and Ch. Perry, 261–266, Blackawton 2001.

Plessner, M., "The Extant Arabic Manuscripts," in Maimonides, *Moses Maimonides on the Causes of Symptoms: Maqālah fī bayān al-aʿrāḍ wa-l-jawāb ʿanhā—Maʾamar ha-Haqraʿah—De causis accidentium*, ed. by J.O. Leibowitz and Sh. Marcus, in collab. with M. Beit-Arié, E.D. Goldschmidt, F. Klein-Franke, E. Lieber, and M. Plessner, 155–163, Berkeley 1974.

al-Qazwīnī, *The Zoological Section of the Nuzhatu-l-Qulūb of Ḥamdullāh al-Mustaufī al-Qazwīnī*, ed. and trans. by J. Stephenson, London 1928.

al-Rāzī, *Manāfiʿ al-aghdhiya wa-dafʿ maḍārriha* (*The Benefits of Nutrients and the Repulsion of their Harmful Effects*), ed. Cairo 1887.

Renaud, H.P.J., and G.S. Colin, eds. and trans., *Tuḥfat al-aḥbāb: Glossaire de la matière médicale Marocaine*. Paris 1934 (*Publications de l'Institut des Hautes Études Marocaines*, vol. 24).

Savage-Smith, E., *A New Catalogue of Arabic Manuscripts in the Bodleian Library, University of Oxford*, vol. 1: *Medicine*, Oxford 2011.

Schmucker, W., *Die pflanzliche und mineralische Materia Medica im "Firdaus al-ḥikma" des ʿAlī ibn Sahl Rabban aṭ-Ṭabarī*, PhD diss., Bonn 1969.

Schwartz, D., "Magiyah, maddaʿ nisyoni u-metodah maddaʿit be-mishnat ha-Rambam (Magic, Experimental Science and Scientific Method in Maimonides' Teachings)," in *Sefer Zikkaron le-Yoseph Barukh Sermoneta* (*Joseph Baruch Sermoneta Memorial Volume*), ed. by A. Ravitsky, 25–45, Jerusalem 1998 (*Jerusalem Studies in Jewish Thought*, vol. 14).

Sezgin, F., *Geschichte des arabischen Schrifttums*, vol. 3: *Medizin-Pharmazie-Zoologie-Tierheilkunde bis ca. 430 H.*, Leiden 1970.

Shiloah, A., "Jewish and Muslim Traditions of Music Therapy," in *Music and Medicine: The History of Music Therapy since Antiquity*, ed. by P. Horden, 69–83, Aldershot 2000.

Steinschneider, M., *Die hebräischen Übersetzungen des Mittelalters und die Juden als Dolmetscher*, 1893; repr. Graz 1956.

Steinschneider, M., *Verzeichniss der hebräischen Handschriften in Berlin*, 2 vols., 1878–1897; repr. in 1 vol., Hildesheim 1980.

al-Tamīmī, *Über die Steine: Das 14. Kapitel aus dem "K. al-Muršid" des Muḥammad ibn Aḥmad at-Tamīmī, nach dem Pariser Manuskript*, ed. and trans. by J. Schönfeld, Freiburg 1976 (*Islamkundliche Untersuchungen*, vol. 38).

Ullmann, M., *Die Medizin im Islam*, Leiden 1970 (*Handbuch der Orientalistik*, vol. 1, suppl. 6.1).

Vullers, I.A., *Lexicon persico-latinum etymologicum*, 2 vols., Bonn 1855–1864; repr. Graz 1962.

WKAS = *Wörterbuch der klassischen arabischen Sprache*, ed. by the Deutsche Morgenländische Gesellschaft, Wiesbaden 1957–2009.

Zotenberg, H., ed., *Catalogues des Manuscrits hébreux et samaritains de la Bibliothèque Impériale*, Paris 1866.

Index of the First Hebrew Translation (Anonymous)

Index of the Second Hebrew Translation (Anonymous)

Index of Technical Terms and Materia Medica

Explanatory note: The 0 refers to the introduction.

Printed in the United States
By Bookmasters